トップアスリートが実践している

最強の回復法

The Most Effective Way of Recovery as Top Athletes Do

医師・ジャーナリスト
Fuke Takashi
富家孝

彩図社

プロローグ——脳の疲れをとり除けば心身は楽になる

私は新日本プロレスのリングドクターをし、母校の東京慈恵会医科大学の相撲部の総監督もしています。そのため、**選手たちの疲労回復は大きなテーマ**です。また、健康法の本を2冊書き、さらに、大学ではスポーツ医学の講座を持っていたことがあります。

本書では、そうした経験と最新の医学研究の成果を踏まえ、疲労回復法、健康法について述べていきます。

なぜ本書を執筆しようと思ったのか？

それは、現在、一般的に言われている疲労回復法、もっと広い範囲で言えば健康法となりますが、これらは、医者の視点から見ると、あまり効果があるように思えないからです。かえって害になるものもあります。そんなやり方では、疲労回復なんて望めないと、思わず言いたくなるものも多いのです。

そもそも、これだけ多くの健康書が出ている割には、自分がどれほど疲労しているか、じつは知らないでいるケースの方が多いと言えます。自分自身では疲労していないと思っても、疲労が蓄積されていることは意外に多いのです。

いったいなぜか？　それは、**疲労を感じるのが身体ではなく、脳だから**です。

現在、疲労因子として考えられているのは、「ファティーグ・ファクター」（Fatigue Factor：FF）というタンパク質の一種です。

この「FF」は、2008年、東京慈恵会医科大学の近藤一博教授によって発表されたものです。詳しくは後述しますが、FFが脳に疲労のシグナルを送ることで、私たちは疲れを感じると考えられているのです。

また、「FF」という疲労因子が確認されなくとも、疲労は脳がつくり出しているということは、別の話でも言うことができます。

人が疲労を感じるのは、外部から**ストレス**を受けるからです。身体的、精神的どちらにおいても、人はストレスを受けると、体内でストレスに対する反応が起こります。

この反応を疲労と言うことができます。要するに、疲れがとれないという状態です。そして、このストレスが限界を超えると、その結果として、下痢や胃痛、頭痛、肩こり、不眠などの症状が出現します。これはストレスによって免疫力が大幅に低下してしまったからです。**長期間にわたるストレスは疲労を蓄積させ、最終的に病気を発症させてしまう**のです。

ストレスによって身体に変調をきたしたり、病気になったりすると、今度はその変調と病気自体がストレスの源になって、心身をさらに疲弊させます。こうして、また別の病気を発症するというようなことが起こります。これが、ストレスの悪循環です。

また、脳が疲れを感じていなかったとしても、身体に疲労がたまっている場合があります。脳へ分泌される興奮物質の影響で、身体的に疲労を感じていなくても、ひどく疲労している場合があるわけです。マラソンなどは、そうした例であり、勝った選手はじつは疲労しているのに脳がそれを感じていないのです。

疲労が怖いのは、このような〝疲労感なき疲労〟が蓄積することです。スポーツ選手の場合は、とくにこういうことが起こります。

もちろん、これは一般の会社員の方にもあてはまります。脳が疲労を感じることができなければ、最悪の場合、過労死を迎えることになりかねないのです。

したがって、**大事なのは、疲労感ではなく、実際に疲労しているかどうか**です。いくら脳が感じていなくても、疲労すれば、肉体的にも精神的にもパフォーマンスは下がります。したがって、長時間作業を続けたりしたら、必ず休息を入れることが必要です。

ここで、大事な点は、身体を動かさないデスクワークによる疲れも、スポーツによる疲れも、結局は同じ「脳の疲れ」だということです。


こうしたFFやストレスによる脳の疲労を減らすにはどうすればいいのか？　それをこれから紹介していきますが、大事なことは、自分にあった疲労回復法を選ぶことです。

多くの人が見落としていますが、人間は一人ひとりみな違います。千差万別です。それぞれが持つ身体も異なれば、生活習慣も食事習慣も違います。そういう違いを乗り越えて、誰にでも共通する万能の健康法など存在しないということを、知ってほしいと思います。
Aさんには Aさんの、Bさんには Bさんの疲労回復の方法、健康に生きるための方法があるはずなのです。したがって医者が健康法について語るなら、そういう**人間一人ひとりの違いから、その人に合った最善の方法を見つけ、それを行うように勧める**ことでしょう。

本書は、そうした考え方に基づいています。最初はすぐにとり組める疲労回復法から紹介していますが、自分の症状にあわせて別の箇所から読んでいただいて構いません。
身体を休ませる十分な時間がない、という方は、第1章の「疲労回復のためにすぐできること」を読んでいただくと、限られた時間で効率的に回復することができるはずです。

なお、どんなことが原因で疲れがたまっているのかわからない、という方は、8〜9ページに掲載した**「職業性ストレス簡易調査票」**が参考になります。
この調査票は、回答者が現在抱えていると思われるストレスの要因や度合について分析することを目的として、厚労省が発表しているものです。項目数がそれほど多くない（57項目）ので、ご自身でこれに答えることで、ストレス度、疲労度を判定する手助けになります。疲労度が大きい方は、第1章から第3章で紹介する回復法が参考になるでしょう。もし点数が高ければ、医師による診察を検討してください。

また、普段から運動に力を入れているというかたは、第4章以降をご覧いただくと、運動時に気をつけるべき点や、疲れを抜く方法がわかるはずです。

トップアスリートの場合、本書で紹介するような疲れをためない方法を、よく知っています。大成している選手はみなよく休んでよく寝ていますが、それに加えて効率的に疲れを抜く方法を知っているのです。それを知らない選手に名選手はいません。

そんな名選手が実践している方法を学べば、あなたにとっての最強の回復法を見つけることができるはずです。

それでは、いかにしたら疲労をため込まず、快適な人生が送れるか、私といっしょに考えてみましょう。

15. 物事に集中できない	1	2	3	4
16. 気分が晴れない	1	2	3	4
17. 仕事が手につかない	1	2	3	4
18. 悲しいと感じる	1	2	3	4
19. めまいがする	1	2	3	4
20. 体のふしぶしが痛む	1	2	3	4
21. 頭が重かったり頭痛がする	1	2	3	4
22. 首筋や肩がこる	1	2	3	4
23. 腰が痛い	1	2	3	4
24. 目が疲れる	1	2	3	4
25. 動悸や息切れがする	1	2	3	4
26. 胃腸の具合が悪い	1	2	3	4
27. 食欲がない	1	2	3	4
28. 便秘や下痢をする	1	2	3	4
29. よく眠れない	1	2	3	4

C あなたの周りの方々についてうかがいます。
もっともあてはまるものに○を付けてください。

	非常に	かなり	多少	全くない
次の人たちはどのくらい気軽に話ができますか？				
1. 上司	1	2	3	4
2. 職場の同僚	1	2	3	4
3. 配偶者、家族、友人等	1	2	3	4
あなたが困ったとき、次の人たちはどのくらい頼りになりますか？				
4. 上司	1	2	3	4
5. 職場の同僚	1	2	3	4
6. 配偶者、家族、友人等	1	2	3	4
あなたの個人的な問題を相談したら、次の人たちはどのくらい聞いてくれますか？				
7. 上司	1	2	3	4
8. 職場の同僚	1	2	3	4
9. 配偶者、家族、友人等	1	2	3	4

D あなたの満足度についてうかがいます。
もっともあてはまるものに○を付けてください。

	満足	まあ満足	やや不満足	不満足
10. 仕事に満足だ	1	2	3	4
11. 家庭生活に満足だ	1	2	3	4

職業性ストレス簡易調査票（厚生労働省）

A あなたの仕事についてうかがいます。
もっともあてはまるものに○を付けてください。

	そうだ	まあそうだ	ややちがう	ちがう
1. 非常にたくさんの仕事をしなければならない	4	3	2	1
2. 時間内に仕事が処理しきれない	4	3	2	1
3. 一生懸命働かなければならない	4	3	2	1
4. かなり注意を集中する必要がある	4	3	2	1
5. 高度の知識や技術が必要なむずかしい仕事だ	4	3	2	1
6. 勤務時間中はいつも仕事のことを考えていなければならない	4	3	2	1
7. からだを大変よく使う仕事だ	4	3	2	1
8. 自分のペースで仕事ができる	1	2	3	4
9. 自分で仕事の順番・やり方を決めることができる	1	2	3	4
10. 職場の仕事の方針に自分の意見を反映できる	1	2	3	4
11. 自分の技能や知識を仕事で使うことが少ない	4	3	2	1
12. 私の部署内で意見のくい違いがある	4	3	2	1
13. 私の部署と他の部署とはうまが合わない	4	3	2	1
14. 私の職場の雰囲気は友好的である	1	2	3	4
15. 私の職場の作業環境（騒音、照明、温度、換気など）はよくない	4	3	2	1
16. 仕事の内容は自分にあっている	1	2	3	4
17. 働きがいのある仕事だ	1	2	3	4

B 最近１か月間のあなたの状態についてうかがいます。
もっともあてはまるものに○を付けてください。

	ほとんどなかった	ときどきあった	しばしばあった	いつもあった
1. 活気がわいてくる	4	3	2	1
2. 元気がいっぱいだ	4	3	2	1
3. 生き生きする	4	3	2	1
4. 怒りを感じる	1	2	3	4
5. 内心腹立たしい	1	2	3	4
6. イライラしている	1	2	3	4
7. ひどく疲れた	1	2	3	4
8. へとへとだ	1	2	3	4
9. だるい	1	2	3	4
10. 気がはりつめている	1	2	3	4
11. 不安だ	1	2	3	4
12. 落着かない	1	2	3	4
13. ゆううつだ	1	2	3	4
14. 何をするのも面倒だ	1	2	3	4

「職業性ストレス簡易調査票」の見方

■A　あなたの仕事について：職業性ストレス因子の分析

Aのチェックリスト項目で合計点数が高い人は、仕事量の多さを負担に感じていることになります。仕事による疲労がたまっています。

■B　最近1カ月間のあなたの状態について：ストレス反応の分析

ここで3点、4点が多い人はストレスが高い状況にあり、疲労もたまっています。いわゆる元気のない状態と言えます。食欲がない、よく眠れない、気持ちの落ち込みが晴れないなどの状態が2週間以上続く場合は要注意でしょう。

■C・D　あなたの周りの方々・満足度について：ストレス因子とストレス反応との関係を修飾する因子の分析

ここでの点数が高い人は、困ったときに周囲に相談できる相手がいないことになります。人間関係の改善を考えて、心的疲労を一刻も早く取り除くことです。

■ストレスが高い人（単純合計判定法）

「B 心身のストレス反応」の合計点数が77点以上の人

「A 仕事のストレス要因」と「C 周囲のサポート」を合計した点数が76点以上であり、かつ「B 心身のストレス反応」の合計点数が63点以上の人

この判定でストレスが高いと判断され、心的疲労がたまっている場合は、医師の診断を受けるようにしましょう。

トップアスリートが実践している

最強の回復法

目次

第3章 どうしたら快眠できるのか？

第4章 スポーツをやりすぎてはいけない

第5章 アスリートに学ぶ運動後の即効疲労回復法

第6章 スポーツドリンクとサプリメント

第1章

疲労回復のためにすぐできること

01 医者が決まって言う「規則正しい生活」

「疲れがとれない」と訴えると、医者が言うことは、ほぼ決まっています。

「十分な休息と睡眠をとってください。そして、規則正しい生活を心がけてください」

もっと具体的に言うと、早寝早起きをして、1日3食、栄養バランスを考えた食事をする。そして、適度な運動をして、小まめに休息をとり、夜は8時間以上熟睡する。こうすれば、疲労は蓄積されず、毎日が快適に過ごせると言うのです。


とくに、生活習慣病になった患者さんには、医者は生活の改善を推奨します。不規則な生活、睡眠不足、暴飲暴食、運動不足などが病気を招いたのですから、それを直して規則正しい生活をするように勧めるのです。

たとえば、食事は1日3食とし、毎日同じ時間帯に食事をとるようにします。そして、毎食のエネルギー量の比率を、朝3：昼3：夜4とし、塩分控えめのメニューにし、間食はさけます。また、寝る2時間前の食事は必ず肥満を招くとして禁止されます。

このような食生活のなかで、ウォーキングなど適度な運動をすることを勧められ、それに従わないと、「気をつけてくださいね」と言うのです。

しかし、じつはそう言う側の医者の生活の不規則さといったら、一般のサラリーマンの比ではありません。どんな業界より、医者の時間外労働は多く、人の疲労のことをかまっているより、まず自分の疲労を回復させなければならない状況にあります。

話がそれたので戻しますが、ここでの問題は、**なぜ、そこまで規則正しい生活にこだわらなければならないのか**ということでしょう。

02

規則正しい生活にこだわりすぎない

大人はともかく、子どもにいたっては、規則正しい生活を常に強制されます。たとえば、文部科学省では、社会全体が一丸となってとり組む「早寝早起き朝ごはん」運動を推進し、学校を通して、子どもたちに適度な運動、調和のとれた食事、十分な休養と睡眠をとることを指導しています。

しかし、このようなことは、本当に人間らしい生活でしょうか？　あまりに規則正しくすることは、ロボットと同じです。規則正しいことをよしとするのは、じつは、社会の秩序を維持し、生産を効率よくするためにつくられたプログラムとは言えませんか。もし、人間がそれぞれ勝手に行動し、食べて寝たとしたらどうでしょう。社会は崩壊してしまいます。

犬や猫の生活を見てください。彼らは毎日、同じ時間に規則正しく食事をし、規則正しく寝ていますか？　たいていの犬や猫は、人間の都合で勝手なときに餌を与えられ、満腹になると、昼だろうと夜だろうと寝ていませんか？

こう考えれば、規則正しい生活にとらわれる必要はないのです。**規則を守ったからといって、疲労がとれるわけではありません。規則正しさにこだわるあまり、逆に健康を害することだってありえます。**

とくにビジネスマンの場合、退職後は現役時代の社会的な制約からは解放されるのですから、たとえば「早寝早起き」などする必要はないのです。若いころに比べて疲れがとれにくくなっているのに、無理して早起きする必要があるでしょうか？

眠たければ、できる限り眠るべきでしょう。

1日3度、きちんと食事をとる必要もありません。1日に必要なカロリーを3食に分けて、それぞれ規則的に摂取していくという「食事法」があり、それなりのメニューも組み立てられていますが、無視しても問題ありません。

「早寝早起き1日3食」は、現役で、毎日、会社勤めをしていたから意味があるのです。

それによって生活のリズムがつくられ、疲労回復のプロセスも組み入れられているので、リズムを乱す方が疲労がたまってしまいます。

簡単な話、**疲れたら休む。これが原則です。**前日、飲みすぎたら、休む。たとえ習慣になっていても、朝のウォーキングは休む。胃も休ませる。運動のしすぎで疲れたら、ともかく休む。疲れているのに、週3日はジムに行くことにしているからと、無理して行くのは意味がありません。

ともかく、こうあらねばならない式の信条は捨てるのです。

そもそも健康であるかないかは、たいていの場合、その日の疲れが翌日まで残っているかどうかで決まります。疲れが残っていれば不健康であり、残っていなければ健康であると言っていいのです。毎日、規則正しい生活をしていても、その日の疲れが抜けなければ、意味がありません。

そこで、疲れを残さない最大のポイントは「1日のなかで帳尻を合わせる」ということになります。つまり、**いちばん心がけなければいけないのは、「今日の疲れは今日のうちにとる」ということ**です。

03 「体内時計」に合わせて疲労を回復させる

今日の疲れを明日に持ち越さない。やむをえずに持ち越してしまったら、どこかでまとめて休息をとる。これが基本的な疲労回復の考え方です。

これを実現するには、自分が普段どんなリズムで暮らしているのかを把握しておくことです。早寝早起きなのか、遅寝遅起きなのか、1日3食派なのか2食派なのか、などを確認して、**自分の生活リズムに合わせたかたちで、疲労回復を心がけます。**

たいていの人は、生活リズムといっても、決められた社会生活のなかで規則正しい生活をしています。すなわち、「早寝早起き1日3食」です。先の項目で、必ずしも規則正しい生活をする必要はないと言いましたが、現役のサラリーマンなら、すでにそのように暮らしてきているので、それがその人が持つ生活リズムです。ですから、それをなるべく崩さないことです。

なぜなら、このような生活は、私たちの**「体内時計」**とほぼ一致しているからです。夜に寝れば朝に自然に目が覚めます。そしてお腹が空き、朝昼と食事をして仕事や活動をし、夕食を食べ終えると、夜はまた眠くなります。このように、好むと好まざるとにかかわらず、私たちの生活は24時間サイクルで動いています。これが「体内時計」です。

体内時計があるのは、地球が昼と夜を繰り返しながら、24時間で自転しているからです。地球上のすべての生物は、身体の動きを、地球の動きに合わせるようにできています。血圧、心拍、体温、ホルモン分泌、代謝などはすべて、地球の自転に合わせて24時間周期で動いています。

したがって、疲労回復も体内時計に合わせて行うべきです。疲労するのは、残業で仕事をしすぎたとか、遅くまで飲んでいて睡眠不足になったとか、いろいろな理由があると思いますが、**これまでの生活リズムを崩して疲労回復をするのはあまりいただけません。**

たとえば徹夜をした後に昼間寝てしまうと、昼夜逆転してしてしまいます。それで、夜眠れなくなったら、体内時計とのズレが生じて、いつまでたっても疲労は回復しません。それなら、昼間は「ちょっと寝」で休むにとどめ、夜になってからいつもどおりに寝た方がいいのです。こうして、なんとか1日のなかで帳尻を合わせるのです。

夜型になるのは、極力避けるべきです。**朝型の人は夜型の人よりうつ病や肥満になりにくく、ほかの疾病にもかかりにくいというデータがあります。**

現在、体内時計を補正するクスリが開発され販売されています。これらを服用すれば、1日で帳尻を合わせることも可能です。こうしたクスリを、昼夜逆転した「概日《がいじつ》リズム睡眠障害」の患者さんに処方したところ、次第に夜になると眠くなるようになり、症状が改善されたという報告があります。

ともあれ、毎日同じような時間帯に同じようなことをしていると、身体の方もそれに適応していくのです。

04 疲労回復のための脳のリセット法

1日で帳尻を合わせることと同じように大事なのは、疲れたらすぐ休む。仕事なら、長時間ぶっ通しでやることは絶対に避け、途中に休息を何度もはさむことです。つまり、**1日のなかの数時間単位でも帳尻を合わせていく**のです。

これまで述べてきたように、疲労は脳のはたらきによるとすれば、**まずすべきは脳の疲れを回復させること**です。とくに「なんとなく疲れた」という人は、脳に疲労がたまっている可能性があります。

そんなときは、脳内をリセットして、脳が身体に送る「疲れた」というシグナルを和らげるようにしましょう。そのために、すぐできることは次のようなことです。

(1) 1人になる時間をつくる

脳が情報を受け入れている状態が続くと、疲れがたまっていきます。会社員ならオフィスで、部内の人間といっしょに仕事をしているケースが多いと思いますが、そうしているだけで脳は情報を受け入れ続けています。他人と過ごしているだけで、疲れるのです。

そこで、ともかく1人になる時間をつくることです。これは、5分でも10分でもかまいません。ともかく、**1人になってボーッとする**のです。

仕事における同僚や上司だけでなく、家族、友人と過ごしているときでも、途中に1人になれる時間をはさむと、疲れは蓄積されません。

ただし、1人になっても、スマホをとり出しては意味がありません。**なにもしないで1人でいることが重要**です。

(2) 1人になれるスペースを持つ

1人になる方法として、もっとも簡単にできるのが、トイレに立つことです。いくら忙しいと言っても、**席を立って1度気を抜いてみると、急に頭がクリアになることが多い**ものです。つまり、1人になれるスペースを持ち、気分転換のためにそこにいられるようにしておきましょう。

そういうスペースがあるのとないのとでは、疲労度が大きく異なります。

家のなかでも個室を持たないなら、たとえばキッチンの一角や洗面所など、1人になれる場所を「自分自身のための場所」として確保し、そこにほんの少しでも身を置き、ボーッとすることです。

(3) 机の上を整理する、掃除する

仕事疲れを感じたとき、ともかく、机の上を整理してみると、意外にも疲れがとれて、その後の仕事がはかどることがあります。仕事というのは、新しい情報をどんどん脳に入れていくことですから、**途中に、机の整理などの単純作業をはさむと、これが効果をもたらし、新しいアイディアが湧いたりします。**

家庭でも同じです。疲れたら休息をとることも大事ですが、キッチンを片付けるとか、部屋を掃除してみるとかすると、疲労回復に役立ちます。

(4) デジタルデトックスをする

ＰＣやタブレット、スマホで四六時中、ネットに接続していると、確実に疲労が蓄

積します。とくに、脳が疲れます。最悪なのは、メールやSNSのやりすぎで、常に新しい情報や返信がないと、落ち着かなくなるという〝情報中毒状態〟に陥ってしまうことです。

こういうときは、脳をリセットするために、スマホなどのスイッチを切って、「ネット中断時間」をつくるべきです。これを「デジタルデトックス」と呼んでいますが、いったん〝ネット依存症〟(ネット中毒)に陥ると、症状がすぎた場合は、専門医にかかる必要が出てきます。

そこで、たとえば、1日のうちネット接続は朝晩の2回と決めるとか、「デジタルデトックス」の時間をつくるなどしてみてください。

ネット依存が強くなると、生活が不規則になり、仕事にも支障をきたします。家でトイレに行くにもスマホを持っていくようになったら、要注意です。

(5) 休息は90分ごとにとる

脳をリフレッシュさせるためには、休息が必要なことは言うまでもありませんが、どれくらいの周期で、どれくらい休めばいいのでしょうか?

脳の活動は90分周期とされています。ですので、90分ごとに休息をとることが理想です。その際、時間は5分でも10分でもかまいません。その休息タイムには、たとえば伸びをして十分に身体を休めるようにしましょう。居眠りをしてもいいし、軽いストレッチをしてもかまいません。

（6）チョコレートを食べる

最近、〝スーパーフード〟としてチョコレートが見直されています。ただし、チョコレートといっても、**「高カカオチョコレート」（カカオが70％以上含まれている）**であることが重要です。なぜなら、カカオには、健康効果のある多様な成分が含まれているからです。そのなかでも重要なのがポリフェノール（赤ワインの10倍以上）で、カカオポリフェノールは、活性酸素を抑制し、細胞の老化を防ぎます。そのため、血圧を低下させ、動脈硬化を防ぎ、加齢とともに増えるシミ・シワなどを防ぐ美肌効果があります。

また、チョコレートを食べると、〝幸せホルモン〟の1つとして知られる脳内物質の**エンドルフィン**が分泌されます。これが、疲労回復に大いに効果があります。エンドルフィンは、気分を高揚させ、幸福感をもたらします。イライラしているときにチョコレートを食べると気持ちが落ち着くのは、このエンドルフィンの効果です。

ちなみに、エンドルフィンは、心肺機能を高める運動をすると大量に分泌され、高揚感や満足感が高まります。いわゆる〝ランナーズハイ〟は、エンドルフィンによるものです。

（7）コーヒーを飲む

コーヒーの成分である**カフェイン**には、覚醒作用や解熱鎮痛作用があり、眠気や倦怠、頭痛などに効果があります。ですから、カフェインは医薬品の成分の1つとしても使用されています。

カフェインをとると、中枢神経が興奮状態となり、脳が覚醒します。これは、運動や意欲、快楽といった感情をつかさどる脳内物質ドーパミンや、交感神経を活性化させるノルアドレナリンが分泌されるからです。したがって、カフェインをとった後は、**集中力や作業の能率がアップ**します。

ただし、カフェインは一時的に疲労感をまひさせているだけなので、飲みすぎには注意が必要です。

（8）頸動脈を冷やす

首筋にある頸動脈《けいどうみゃく》を濡れタオルなどをあて冷やすと、脳内の温度上昇を防ぎエネルギーの消費を削減できます。その結果、脳がリラックスします。

（9）目を温める

眼精疲労は脳の疲れに直結していると言われます。そこで、1分でもいいので目を閉じます。また、アイマスクなどで温めると、さらに効果が増します。

コラム1　マインドフルネスとアクティブレスト

疲労回復法として、いまいちばん注目されているのが、**「マインドフルネス」**(mindfulness)と**「アクティブレスト」**(active rest)です。マインドフルネスは「瞑想法」(meditation)の1つとも言えますが、瞑想というより、心を落ち着けて疲れを癒すこと。アクティブレストは、疲れをとるために単に休息するのではなく、軽めの運動をして休息するということです。

マインドフルネス瞑想法のやり方

マインドフルネスは、「マインドフルネス瞑想法」とも呼ばれています。これまでの瞑想法というのは、どちらかと言えば宗教的な要素が多分にありました。マインドフルネスは、そういう要素がないものと言えばわかりやすいでしょう。それでも瞑想となると、かなり大げさに思えますが、マインドフルネスのプログラムではもっと手軽に心を落ち着かせ、疲労回復をはかります。

体験者によると、日本の「禅」の修行に近いもので、アメリカ文化というより東洋文化に近いとされています。

アメリカでは1990年代の半ばからマインドフルネスは一種のムーブメントとなり、多くの有名人がこの方法で疲労回復したことを雑誌などで述べています。また、グーグルでは「SIY」(Search Inside Yourself)というマインドフルネスのプログラムを社員研修として実施しています。グーグル以外でも、多くの企業で職場内でのリフレッシュ法、社員研修法としてとり入れられています。

つまり、IT化が進み、多くの業務をPC、モバイル、ネットなどで行うようになったのと並行して、マインドフルネスが広がったのです。

マインドフルネスと言われても、日本人にはまだピンと来ませんが、「マインド」は心ですから、それを「フルネス」(いっぱい、満たす)にする行為と思えばわかりやすいと思います。要するに満ち足りた心になることを目指し、集中してなにかを行うのです。日本の坐禅も、マインドフルネスの一種と言えます。

マインドフルネスの効果は、次の「5C」とされます。**「集中力」**（Concentration）**「平静さ」**（Calmness）**「共感性」**（Compassion）**「創造性」**（Creativity）**「明晰さ」**（Clarity）の5Cです。

マインドフルネスのポイントは、自分の心に耳を傾け、そのおもむくままに身体を動かしたりすることです。

［図1］マインドフルネスの5C

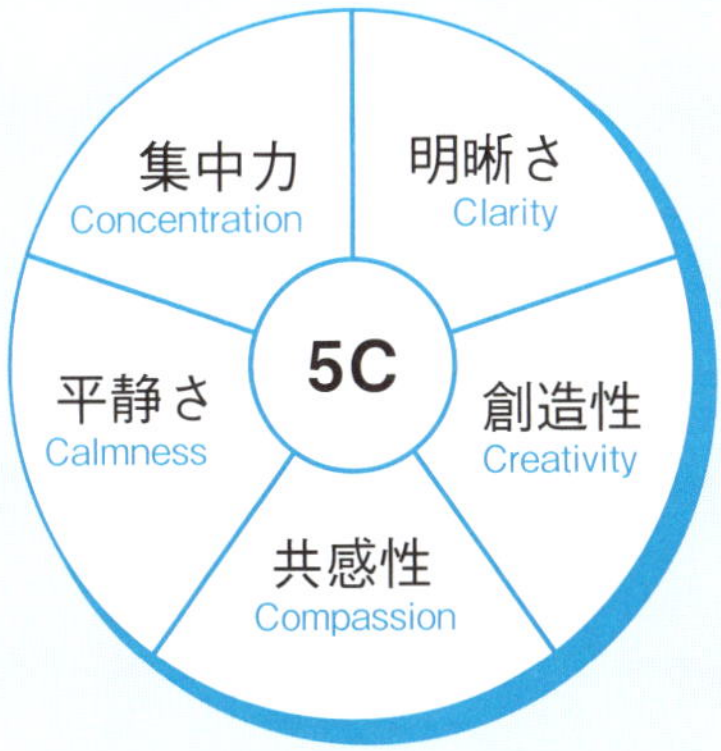
集中力
Concentration
明晰さ
Clarity
5C
平静さ
Calmness
創造性
Creativity
共感性
Compassion

たとえば、「背筋を伸ばして座る」だけでもマインドフルネスです。この姿勢でしばらく瞑想する。雑念が湧いたら、身体を動かしてそれをゆっくりと振り払うというようなことです。ゆっくりと、自然のままに呼吸することもマインドフルネスの1つとされます。ともかく、心を集中させて休息をとるということです。

つまり、ダラダラ、ごろごろと休むので

はなく、**瞑想をしながら休む**のです。

こうすると、脳のエネルギーの浪費が抑制されると言います。マインドフルネスは脳の休息法としてはベストの方法とされているのです。

次の［図2］は、もっとも簡単なマインドフルネスのやり方です。これをオフィスでの休息時に行えば、脳はリフレッシュ、疲れはとれます。

（1）身体の前で手を合わせて合掌ポーズをとる
（2）鼻から息を吸い込み、合掌したまま手を上に押し上げる
（3）手をいっぱいまで上げたら、下腹部に力を入れ、10秒ほど息を止める
（4）息を吐きながらゆっくり手をおろして広げる
＊（1）～（4）を繰り返す

アクティブレストのやり方

アクティブレストとは、意味から言うと、「積極的な休息」ということで、具体的

［図2］簡単にできるマインドフルネス

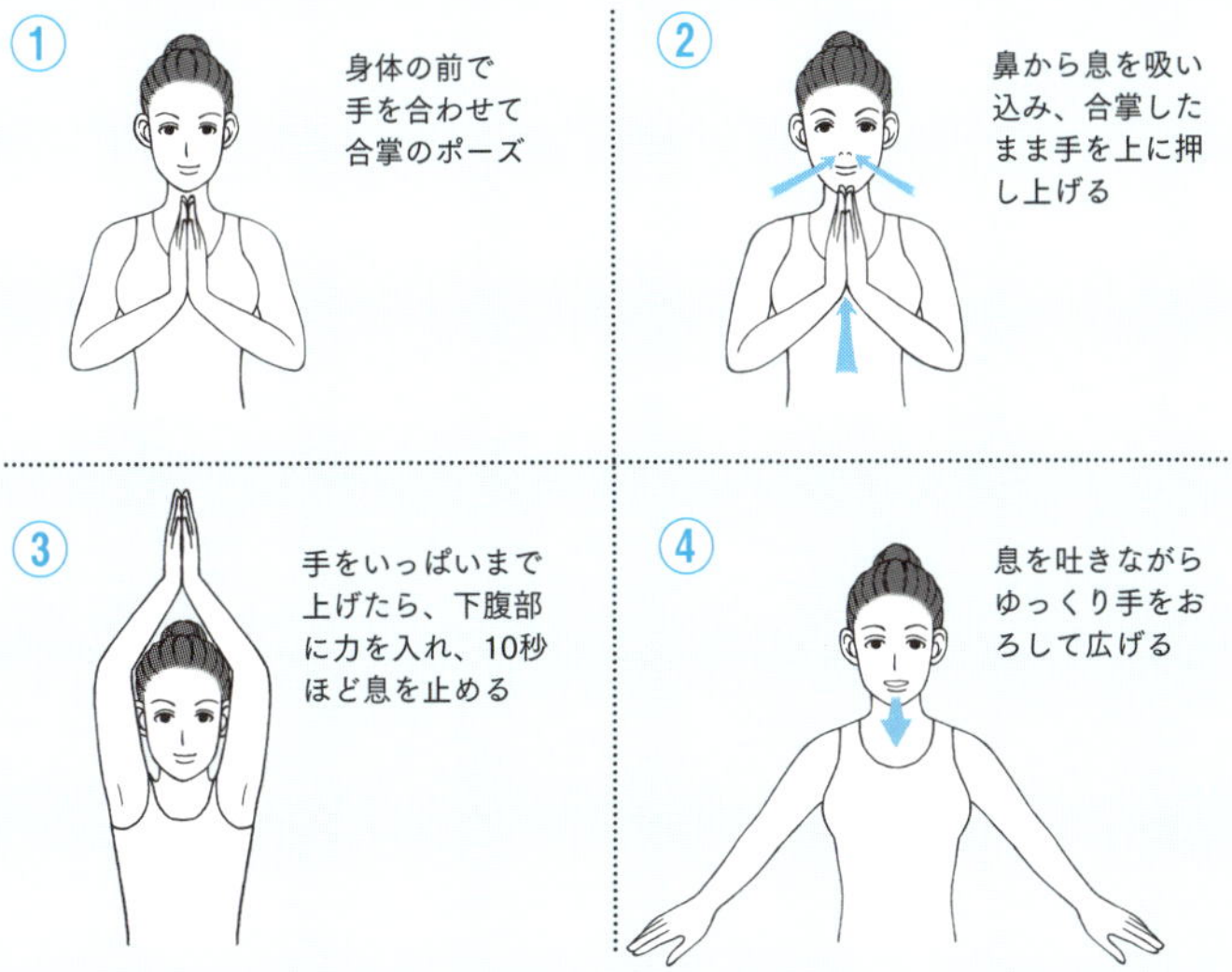
①
身体の前で
手を合わせて
合掌のポーズ
②
鼻から息を吸い
込み、合掌した
まま手を上に押
し上げる
③
手をいっぱいまで
上げたら、下腹部
に力を入れ、10秒
ほど息を止める
④
息を吐きながら
ゆっくり手をお
ろして広げる

には軽めの運動を指します。休息というと、安静、睡眠などが代表的ですが、これは静的な休息です。これに対して、疲労時に軽く身体を動かすことで血流の改善を図り、疲労物質の排出を促すというのがアクティブレストです。

ただ身体を休めるより、多少動かした方が疲労回復の効果があるというのです。

この方法は、もともとはアスリートが行なっていたものです。アスリートは、練習計画を立てるときに、ハードな練習を

［図3］オフィスでできる簡単アクティブレスト

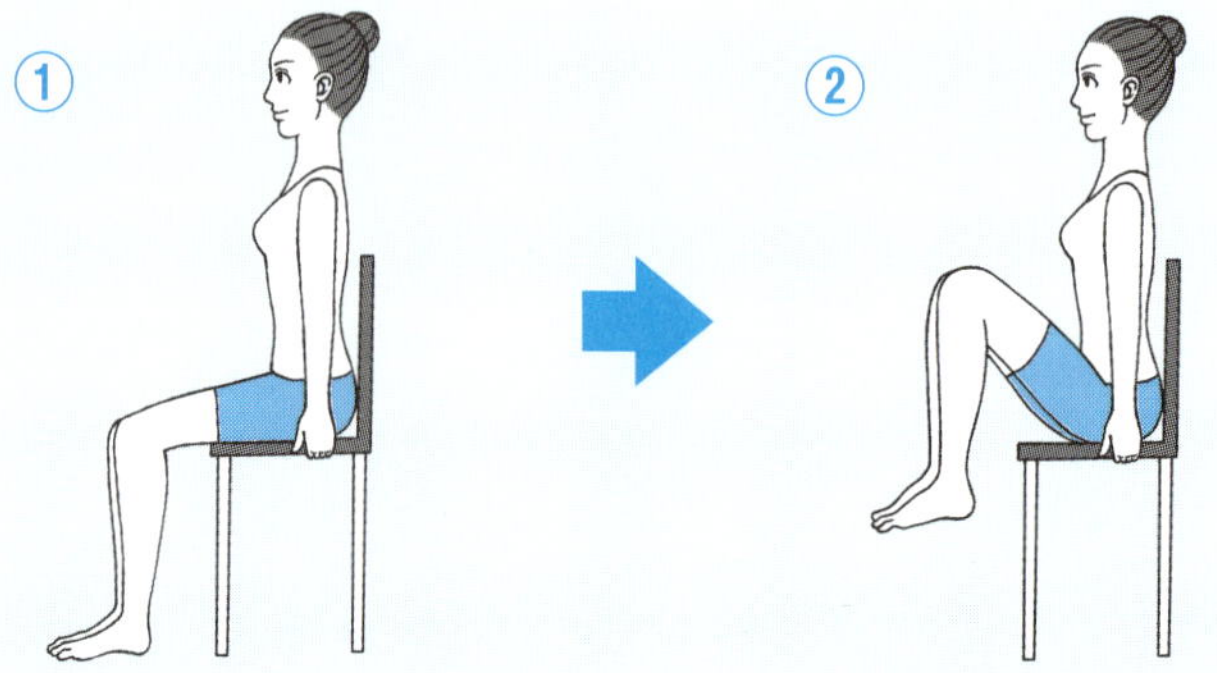

① 椅子に座ったまま背筋を伸ばし、両手をお尻の横に置いて、椅子の両サイドを持つ。

② 両足、両膝をつけたまま、足を胸くらいの高さまで上げる。そのままの姿勢で5秒維持。
持ち上げた足を10秒ほどかけてゆっくり下ろす。

する日、軽めの練習をする日、休養日を設定します。ただ、休養日は完全に休むのではなく、適度な運動を行なって身体をほぐします。これは経験的にその方が筋肉疲労の回復が早いとされてきたからです。

したがって、私たちもこのやり方を真似て、休日にも身体を軽くほぐしましょうということです。

たとえば、ストレッチングやウォーキング。あるいはプールで軽く泳ぐか歩くなど、ほとんど身体に負担をかけない運動をするわけです。アクティブレストの狙いは、全身の血行をよくすること、疲労した筋肉をほぐすことです。

その意味で、運動をした後に行うクールダウン（整理運動）もアクティブレストと言えます。

アクティブレストの代表例は、ストレッチングやウォーキングですが、オフィスでも休息時間にビルの階段を上り下りしたり、椅子に座ったままストレッチしたりするのも、アクティブレストになるでしょう。［図3］にオフィスでできる簡単アクティブレストの方法を示しました。次の手順でやってみてください。

（1）椅子に座ったまま背筋を伸ばし、両手をお尻の横に置いて、椅子の両サイドを持つ
（2）両足、両膝をつけたまま、足を胸くらいの高さまで上げる。そのままの姿勢で5秒維持
（3）持ち上げた足を10秒ほどかけてゆっくり下ろす

第2章

睡眠は最大の疲労回復法

05 睡眠に必要なのは量ではなく質

言うまでもありませんが、睡眠をとる、ぐっすり眠ることこそが、もっとも有効な疲労回復法です。日本人は諸外国の人々と比べると、あまり寝ていません。日本人の平均睡眠時間は7・7時間で、アメリカ人の8・8時間に比べると約1時間も短いのです。

多くの研究によると、睡眠時間が1日6時間を切ると人は健康を害します。ただし、**睡眠とは時間ではなく、その中身、つまり「質」です。**それによって疲労がとれるかどうかが決まります。

人の身体は疲労することで、筋肉内の細胞が炎症を起こすようになりますが、睡眠中に成長ホルモンが分泌されてそれを修復するようにできています。昔から「寝る子は育つ」と言われますが、これは本当なのです。

「なーんだ、当たり前ではないか」と思われるかもしれません。

しかし、よく休みよく寝るために、どうすればいいかを知っている人はほとんどいません。**単に休んで寝ただけでは、疲労はとれない**のです。

まずは、睡眠の質を高めるために必須の知識を紹介しましょう。

そもそも疲労がたまるのは、**「活性酸素」（ＲＯＳ：Reactive Oxygen Species）の影響です。**

活性酸素は、身体の中で酸素を利用して代謝が行われた過程で発生します。生物としての人間は、なんらかの活動をするときに必ず大量の酸素を必要とします。そのため、身体内においても脳内においても活性酸素が発生し、それが許容量を超えると、細胞が酸化して錆《さ》びついてしまいます。つまり、細胞の機能が低下するわけで、これを疲労と言うわけです。

このような細胞が錆びつく過程で発生する老廃物が、疲労因子とされる「ＦＦ」の発生を促します。そうして発生した「ＦＦ」が脳に疲労のシグナルを送ることで、私たちは疲れを感じるのです。逆に言えば、活性酸素とＦＦをとり除くことができれば、疲労から回復できることを意味します。

そしてもう1つ、近年、疲労や睡眠の研究で注目されてきたのが、**「セロトニン」**という神経伝達物質です。人間の体内にあるセロトニンの9割が脳にあり、**そのはたらきによって疲労から回復する**ことがわかってきたからです。

セロトニンは、活性酸素と「FF」の発生による疲労の発生には直接は作用していません。ただ、**セロトニンから生合成される「メラトニン」が活性酸素を除去する力を持っている**ため、疲労回復のための必須の物質とされるようになりました。

アドレナリンがストレスに対応して血液の供給を増やし筋肉を緊張させたり、心拍数や血圧、血糖値を高めたりするのに対し、セロトニンは精神を安定させ、幸福感を生み出すホルモンです。そのため**〝幸せホルモン〟**とも呼ばれています。

ただし、正確にはセロトニンはホルモンではありません。ホルモンは、それぞれの臓器が分泌して、血液中に放出され、体の機能に影響を与える物質のことですが、セロトニンは、前記したようにほぼ9割が脳内で分泌されるだけだからです。

セロトニンは、イライラ、怒り、不安、恐怖、衝動、攻撃性などのネガティブな感情を抑え込み、心の安定を保つはたらきをします。ですから、セロトニンが不足すると、ネガティブな感情の抑えが効かなくなり、怒りっぽくなったり、小さなことでイライラしたり、クヨクヨしたり、恐怖を感じると激しく叫んだりと、感情が暴走しやすくなります。ネガティブな感情の暴走は、ストレスの増加と脳の疲労につながります。

また、セロトニンは、自律神経にはたらきかけ、**自律神経のバランスを整えてくれます。**自律神経のバランスが整うと、交感神経と副交感神経の切り替わりがスムーズに行われるようになります。また、セロトニンは、痛みの調節をしてくれます。そのため、セロトニンは、自前の鎮痛剤と言われています。

このようなことから、たとえば、仕事をするときに脳内でセロトニンが分泌されていると、意欲や集中力が持続し、脳が疲れを感じにくくなるため、仕事がはかどります。逆に、セロトニンが不足しているときは、イライラしたりして注意力が散漫になって集中できず、仕事ははかどりません。つまり、**セロトニンが十分に分泌されれば、脳は疲労を感じない**というわけです。

06 太陽の光を浴びるとセロトニンが分泌

どうすれば、セロトニンを十分に分泌させることができるのでしょうか？

じつは、セロトニンは、夜、寝ているときには分泌されず、**起きて太陽の光を浴びると分泌されます。**つまり、セロトニンが分泌されることで、私たちは、日中、頭がスッキリと冴えた状態でいられるのです。このように、セロトニンの分泌は、太陽の光と関係しています。

したがって、一日中、部屋の中で体を動かさず、ＰＣ仕事をしていると、セロトニンが十分に分泌されず、疲れが蓄積されます。

しかも、そうした生活を長く続けていると、脳自体も、セロトニンの出にくい脳に変わってしまいます。

また、**セロトニンは、ストレスに長期間さらされると、分泌されなくなっていきま**

［図4］セロトニンとメラトニンの関係

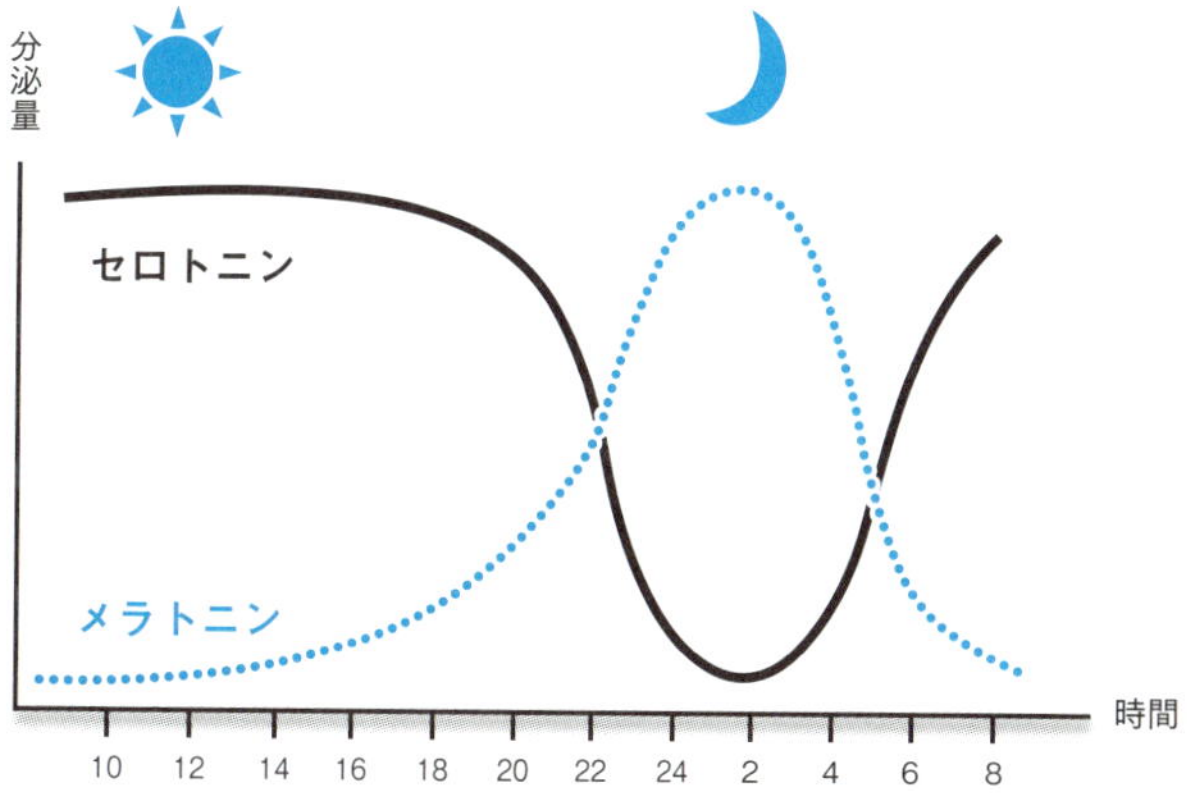

す。そのため、現代人のうつ治療は、セロトニンを増やす薬の処方が中心になっています。

　こうしたセロトニンと反対の動きをするのがメラトニンで、メラトニンが分泌されるのは主に睡眠前から睡眠中です。

　睡眠が疲労回復にもっとも役立つのは、眠るとメラトニンが分泌されるからです。逆に睡眠が不足すれば、メラトニンが分泌されず、疲労が蓄積しやすくなってしまうのです。

　［図4］をご覧いただくとわかるとおり、セロトニンは昼間、太陽光を浴び

ると分泌され、メラトニンは夜、睡眠中に分泌されます。

つまり、**昼間十分にセロトニンが分泌されれば、夜間に十分にメラトニンが分泌されるる**というわけです。

ただし、メラトニンは、年齢を重ねるとともに分泌量が減ることが明らかになっています。歳をとると朝早く目覚めたり、夜中に何度も目が覚めたり、若い頃より睡眠時間が減ってくるのはこれが原因です。

07 1日6時間以下の睡眠は危険

もし、セロトニンが分泌されずに睡眠時間が短くなると、どうなるのでしょうか？

長年の医者としての経験から言いますと、よく寝ている人は本当に健康です。疲労もたまっていませんし、病気にもかかりません。病気の方から逃げていきます。

寝ている間はなにもしていないので、寝ることは無駄、時間がもったいないと考える人がいますが、大きな間違いです。

寝ることは無駄ではないばかりか、寝ている間に脳と身体がリフレッシュされ、疲労が回復します。寝ることこそ、もっとも有益な疲労回復法なのです。


寝ることをおろそかにすると、どんなに身体にいいとされることをやっても、どんなに身体にいいものを食べようと、健康を害します。なにしろ人間は、寝なければ最終的に死んでしまうのです。

私たちは、人生のうち約3分の1は寝ています。人生80年とすれば、約27年間は寝ているわけです。

ところが、現代人は、なぜかあまり眠らない、眠れない人生を送っています。「寝る間も惜しんで」という言葉がありますが、そうして常になにかをやっているのです。年々、日本人の睡眠時間は短くなっているというデータがあります。

厚労省の『国民健康・栄養調査』（2015年）によると、**1日の睡眠時間が6時間未満という人の割合は39・5%**です。これは2007年の同じ調査で28・4%だったことと比べると、大幅な増え方です。もちろん、適切な睡眠時間は人によっても、年齢によっても違いますが、さすがに6時間未満になると、起きているときに眠気を感じるようになります。

睡眠を妨げているのは、男性では多い順に「仕事」「健康状態」、女性では「家事」「仕事」となっています。日本人は仕事のしすぎなのです。

そこで、日本人の睡眠時間は世界的にどうなのか？　と言いますと、OECD（経済協力開発機構）の調査（2008年～2014年）によると、平均睡眠時間は7・7時間となっています。

これは、アメリカが8・8時間、フランスが8・5時間、イタリアが8・3時間といずれも8時間台ですから、かなり短いと言えます。日本人は、諸外国と比べるとあまり寝ていないのです。4419人の日本人男性を調査した自治医科大学の研究がありますが、睡眠時間が6時間以下の人は7～8時間の人に比べて死亡率が2・4倍高くなると報告されています。

ただ、後述しますが、単に長時間寝ればいいというものではありません。睡眠は、時間ではなく、その中身、質だからです。

ただし、**1日6時間を切ると健康を害すことは、多くの研究で明らかにされています。**

08 眠らないと免疫力が低下して最後は死ぬ

誰もが睡眠不足の経験があると思いますが、そういうときは頭がボーッとして何事をやるのも億劫になります。これは、睡眠の大きな役割の1つが、脳が休むことだからです。**睡眠不足になると、思考や認知をつかさどる脳の機能がまず低下し、思考力や認知力、判断力、集中力が鈍る**のです。

睡眠不足が行き着く先は「死」です。眠らないと人は死んでしまうのかという質問に対する答えは、前記したように「イエス」です。人を強制的に眠らせないでいると、記憶がおぼつかなくなり、幻覚を見るようになります。幻覚は人を寝かせようとして身体が発するサインだという説があります。

眠らないでいると、免疫力が低下していきます。睡眠が足りなくなるにつれて、体内の抗体は減少していくのです。

睡眠の深さの程度を、5つの「睡眠段階」に分類したことで知られるアラン・レヒトシャッフェン博士らの研究グループは、ラットに眠らせない状態をつくり、その後の変化を調べるなど、数多くの「断眠実験」を行いました。その結果、10日～20日後にはすべてのラットが死亡してしまいました。

断眠開始直後は、食事の摂取量が増えてエネルギー消費量も増加したため、ラットたちは活発に動き回りました。しかし、しばらくすると体重が落ち出し、活動も鈍くなっていきました。そうして、免疫機能が徐々に低下し、細菌による感染が目立つようになり、最後は敗血症になって死んでいったのです。

死亡したラットを解剖して調べると、臓器などに直接の死因となるようなものは見つかりませんでした。しかし、体温低下や副腎皮質ホルモンの大量分泌など、体内ではさまざまな変化が生じていて、**免疫力は明らかに低下**していました。

09 睡眠不足にはこんなリスクがある

人の身体は、運動や活動によって疲労し、細胞にダメージを負いますが、睡眠中に成長ホルモンが分泌されると、ダメージが修復されます。昔から「寝る子は育つ」と言われますが、これは本当なのです。

睡眠不足だと、成長ホルモンの分泌が少なくなるため十分な修復が行われず、その結果、老化が進みます。

また、睡眠不足は、脂肪や糖質の代謝を抑制します。血圧も上がります。睡眠時間が6時間以下の人は、肥満、糖尿病、心臓病の有病率が高いという研究報告があります。**最近は突然死が問題になっていますが、このリスクも睡眠不足で高まります。**突然死とは、急性の症状が表れて24時間以内に死亡することを言います。いままで元気だった人が、突然死んでしまうのです。それまで元気で活躍していた著名人が突然亡くなったというニュースに私たちは驚きます。

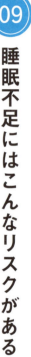

野球選手だと、かつて巨人のエースだった小林繁選手（享年58歳、心筋梗塞）、ドカベンこと香川伸行選手（享年52歳、心筋梗塞）、広島で活躍した木村拓也選手（享年38歳、くも膜下出血）などがそうでした。サッカー選手の松田直樹選手（享年34歳、急性心筋梗塞）、元大関の貴ノ浪関（享年44歳、急性心不全）、タレントの山口美江さん（享年51歳、心不全）も突然死でした。突然死の原因で多いのが心筋梗塞ですが、若くして発症した人には共通点があります。それは、ストレスフルな生活を送っており、睡眠不足で疲労が蓄積していたということです。

睡眠不足は**アルツハイマー病の発症を招く**ということも報告されています。アルツハイマー病は、認知症の中でももっとも多く、認知症全体の約6割を占めています。アルツハイマー病では、「アミロイドβ」や「タウ」と呼ばれるタンパク質が脳に蓄積したり、過剰なリン酸化を起こしたりすることで、海馬の萎縮や神経伝達組織の機能低下が起こると考えられています。睡眠不足は、このβアミロイドの濃度に影響を与えると言います。断眠させるとアミロイドβ濃度は上昇するのです。十分に寝ることは、本当に大切です。

10 寝ないといいアイディアが浮かばない

ところで、人はなぜ眠るのでしょうか?

じつは、いろいろな学説があるものの、間違いなくこれだというものはありません。そこでここでは、そのうちの代表的なもの3つを紹介してみます。

1つめは、**睡眠は疲労回復のため**にあり、それは本能的に人間に備わっているという説です。こうした考え方は古代ギリシャからあり、現在のところ、この説がもっとも有力です。昼間の活動で使い果たしたものを夜寝ることで補給するというわけです。脳の中にある多くの遺伝子は睡眠中だけオンの状態になり、それらは回復と代謝経路に結びついているとされます。

2つめは、**エネルギー温存説**と呼ばれるものです。具体的に言うと、私たちは消費カロリーを減らすために眠るということです。要するに、睡眠はエネルギーを維持するためのものというのが、この説です。

動物を含め生き物はみな、身体を維持するためにカロリーを摂取します。この摂取したカロリーを温存するために人は眠るというのです。人が眠っている間に消費するエネルギーは、起きているときの10％以下です。睡眠中は、呼吸、心臓の鼓動、血流・血圧など、すべてのはたらきが緩やかになりますが、それらはみなよりよい睡眠を導くためだとされます。

ただし、このカロリー消費を抑えるエネルギー温存説は、計算してみると割りに合いません。たとえば、一般的にひと晩眠ったことで節約できるカロリー量は110キロカロリーです。これは、食パン1枚、ごはん2分の1膳です。

食パン1枚、ごはん2分の1膳が、ひと晩の睡眠の見返りとしたら、あまりに少なすぎませんか？

3つめは、**睡眠は脳の情報処理と記憶定着のためにある**という説です。

睡眠の重要なはたらきの1つに記憶の固定があります。寝ている間に脳は、その日にあった出来事などの記憶を整理して定着させるのです。コンピュータにたとえれば、保存してファイル化するということです。

人間の記憶を分類すると、「いつどこでなにがあった」というように出来事を記憶する**「エピソード記憶」**、その出来事の意味や特性を記憶する**「意味記憶」**などがあります。脳は寝ている間に、記憶をこのように分類・整理し、固定化するのです。

したがって、寝ないと記憶は残りません。たとえば、勉強して学んだことは、寝ない限り身に付かないのです。一夜漬けの勉強が身に付かないのはこのためです。受験勉強で徹夜を繰り返すのは仕方ないとしても、その間、どこかで寝ていないと、すべてが無駄になります。つまり、なにかを覚えたかったら、その後、必ず寝なければなりません。

睡眠による記憶の固定化は、単に記憶を並べて固定化するだけではありません。前記した「意味記憶」のように、なぜそうなるのかということも記憶されます。

つまり、**物事の解決策を見つけるような力も、ひと晩寝ることで高まる**のです。もちろん、創造力も高まります。これは、脳の中で重要なシナプスの結合が強まり、その一方で重要でないものは徐々に結合が弱まるということが起こるからです。寝ないと、いいアイディアも浮かばないというわけです。

11 レム睡眠が記憶の固定化に深く関係

よく知られているように、睡眠には浅い眠りの**「レム睡眠」**と、深い眠りの**「ノンレム睡眠」**があります。人は眠りにつくと、まず深い眠りのノンレム睡眠に入り、次に浅い眠りのレム睡眠へと移行します。このノンレム睡眠とレム睡眠は約90分周期で繰り返されます。ただし、レム睡眠の時間はノンレム睡眠より短くなっていきます。ひと晩に8時間眠るとすると、私たちはノンレム睡眠とレム睡眠を繰り返す周期を4～5回、体験することになります。

次の［図5］が、レム睡眠とノンレム睡眠の周期図です。

これまでの睡眠の研究によると、ノンレム睡眠は主に「脳の眠り」、レム睡眠は主に「身体の眠り」とされ、次のような違いが明らかになっています。

［図5］睡眠の周期

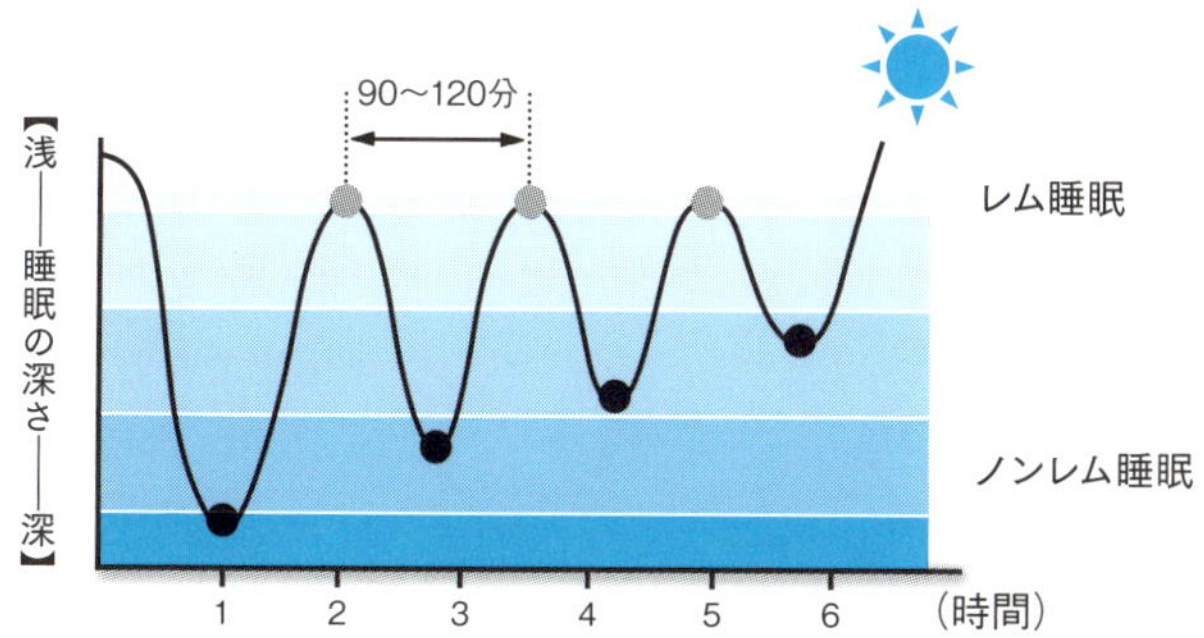

【ノンレム睡眠】

脳が深く眠っている状態で、浅い眠りから深い眠りへと進み、深さのピークをすぎると今度は逆に深い眠りから浅い眠りとなり、その後にレム睡眠へと移行します。**居眠りはほとんどがノンレム睡眠**です。

・入眠直後に表れる
・夢はほとんど見ない
・身体を支える筋肉ははたらいている
・眠りが深まるにつれて呼吸回数・脈拍が少なくなる

【レム睡眠】

身体は深く眠っているのに、脳が起きているような状態の浅い眠り。目覚める準備状態の眠りとも言えます。

・眼球がキョロキョロ素早く動く
・身体の力が完全に抜けている
・呼吸や脈拍が不規則
・夢を見る

この2つの睡眠のうち、**記憶の固定化に大きく関係しているのがレム睡眠**であることが、最近の研究で裏付けられています。

米『サイエンス』誌に掲載されたカナダのマックギル大学のシルベイン・ウィリアムズ博士がスイスのベルン大学の研究者らと行った共同研究の結果によると、レム睡眠を妨害されたマウスは前日に学んだ内容を覚えていなかったといいます。

レム睡眠時には眼球がキョロキョロ素早く動き、筋肉は弛緩《しかん》していますが、その状態で脳がなにをしているのかは、よくわかっていませんでした。レム睡眠の時間は非常に短いため、その効果を詳しく調べるのは難しかったのです。

そこで、ウィリアムズ博士らは、「光遺伝学」と呼ばれる仕組みを使用。マウスの脳に埋め込まれた極小の光ファイバーから光を照射するだけで、特定の脳細胞をコントロールできるようにしたのです。こうして、マウスのレム睡眠を妨害したところ、マウスは前日のことを思い出せなかったのです。

レム睡眠を妨害するマウスと妨害しないマウスに、まったく見たことがない物体と、前日にも見た物体を見せたところ、妨害されなかったマウスは未知の物体にだけ関心を示したのに対し、妨害されたマウスは2つとも同じように関心を示したのです。

このように、睡眠をとることは本当に大事です。極言すれば、人間は睡眠をとるために生まれてきたといってもいいのです。

では、どうやったら、深く眠れるのか？　そして、疲労から回復して、すっきり目覚められるのか？　次の第3章で詳しく述べます。

第3章

どうしたら快眠できるのか？

12 「ごろ寝健康法」は脳にも身体にもいい

私は、どちらかというとよく寝る方です。休日はほとんど「ごろ寝」で過ごしています。これは若いときから、ずっとそうです。スポーツ医学をやり、スポーツ選手の健康管理やアドバイスをしていたというのに、自分に関してはこのように、これといったことはなにもしませんでした。というのは、それがいちばん身体にいいと考えていたからです。

最近の研究でわかったように、睡眠はあらゆる意味で非常に重要です。**疲労回復はもちろんですが、脳をはたらかせるという意味でも寝ることがいちばん**なわけです。

しかし、健康のためになにがいいかと聞かれて「寝ればいい」では、医者としての答えになりません。そのため、「先生、いい加減にしてくれませんか」と怒られたことがあります。もう30年以上前の話ですが、この状況はいまも変わっていないので、あえて書いておきたいと思います。

当時、スポーツドクターをしていたこともあり、青少年の健康運動を推進しているある団体の機関紙から「医者の健康法」というテーマで、エッセイを頼まれたのです。

それで私は正直に、「とりたててこれだということはない。なるべく自分の意思で生きられる環境をつくる努力をしている。休日は仕事を一切せず、また、仕事関係の人にも会わない。できれば自宅に電話ももらいたくない。仕事を忘れることにつとめ、雑誌を読んだりして、ごろ寝をして過ごしている。これ以上の健康法はない。ともかく、会社や学校から自分を解放し、まず心身を休める。みなさんも、ぜひそうしてください」という内容の原稿を書いたのです。

ところが、これを読んだ機関紙の編集責任者は、「先生、いい加減にしてください。私たちは過去20年にわたって、青少年のスポーツを推進し、健康を増進する運動をしてきました。そして、最近になってやっとスポーツが定着し、休日はスポーツを楽しむ時代になったんです。それが、休日はごろ寝しろでは……」

もちろん、私は反論したのですが、聞き入れてはくれませんでした。

13 「食べてすぐ寝ると牛になる」の迷信

スポーツをすることは健康にいい。そして、スポーツには常に明るいというイメージがつきものです。それに対して、家にこもってごろごろしていることは不健康。イメージとしては陰気です。またスポーツマンはネアカで、スポーツをしない人間はネクラというイメージもあります。

しかし、これは単なるイメージの問題で、健康・長寿という観点から見れば、それほどスポーツをすることに効果があるとは言えません。これについては後述します。

世の中にはスポーツ嫌いの人もいます。そういうことも考えれば、ごろ寝の方がはるかに健康的です。しかも、疲労回復に驚くほど効果があります。

子どものころ、「食べてすぐ寝ると牛になる」と言われたことがあると思いますが、これは行儀の問題であり、じつは**ごろ寝をした方が消化にはいい**のです。

食後は、食べ物を消化するために胃腸周辺に血液が集中します。ですので、食後にむやみに身体を動かすと、血液が筋肉の方に回ってしまい、胃腸への血のめぐりが悪くなってしまうのです。食後は横になってごろごろ。これがいちばんなのです。

ですから、スポーツドクター時代の私は、選手たちが食後にすぐ横になったりしても、文句を言ったりしませんでした。学校の部活では許されないでしょうが、プロのスポーツの世界では、食後のごろ寝タイムは許される、というより、むしろ奨励されます。

人間、食後にごろ寝をしたいのも、休みの日にごろ寝をしたいのも、身体が自然に発する生理的欲求です。**うとうとと居眠りをすることは、体内で緊張状態をつくっている交感神経の興奮を和らげ、その代わりに副交感神経がはたらいてリラックスさせてくれる効果があります。**

居眠りは、ノンレム睡眠であり、脳をリフレッシュさせます。食後にうとうととしたとき、人は一気にノンレム睡眠に入るのです。その間の呼吸は深く長い腹式呼吸となり、心臓にやすらぎを与えます。

⑭ アスリートにナポレオン 居眠り上手は疲労知らず

ここで、ライオンが狩りをしてお腹をいっぱいにした後、なにをするか考えてください。草原にゆうゆうと寝そべり、居眠りをしています。そうして、狩りで消耗した体力をとり戻すのです。人間の居眠りも、同じことなのです。

相撲界で居眠りの天才と言えば、早逝が惜しまれた北の湖《うみ》（第9代相撲協会理事長）です。1974年、最年少で横綱になる前の北の湖は、とにかくよく食べ、よく動き、暇さえあれば寝ていたと言います。その豪快なバタンキューの居眠りぶりを、私は相撲関係者からよく聞かされたものです。

北の湖に限らず、相撲取りはよく眠ります。激しい稽古の後は、すぐに風呂に入り、そして栄養補給のためにちゃんこを食べ、その後はごろ寝というのが、相撲取りの疲労回復のパターンです。

スポーツ選手は本当によく眠り、また、居眠りもします。あのイチロー選手は平均して9時間、ゴルフのタイガー・ウッズは10時間寝ると言われています。

居眠りと言えば、フランスの英雄ナポレオン・ボナパルトは、居眠りの天才だったようです。ナポレオンには「3時間しか眠らなかった」という伝説があり、「偉業を成し遂げるには眠らないで邁進することだ」と、ナポレオンを例にしてよく言われていますが、これは明らかに嘘です。つくられた伝説にすぎません。よく眠らない人間が偉業を成し遂げられるわけがないからです。

事実、ナポレオンの秘書の回想録には、「ボナパルトは、他人を徹夜させたけれども、自分では寝た。しかも熟睡した」「彼は一昼夜のうちに7時間眠って、午後には少時間うたた寝をした」と書かれています。

ナポレオンは、馬で移動中に仮眠をとったり、執務中でもよく休憩をとって別室で眠っていたりしていたと言います。要するに、彼は**「ちょい寝」「居眠り」**の天才でもあったわけです。

居眠り上手は疲労知らずということです。

15 多くの人が誤解している「睡眠不足」

それにしても睡眠に関して多くの人が誤解しており、そのために余計なストレスを抱えていることに驚きます。

いちばんの誤解は、睡眠時間に関してで、とにかく長く寝ればいいと思っていることです。睡眠不足というと、それは睡眠時間が足りていないことだと思っているのです。だから、なんとか睡眠時間を確保して寝ようとします。しかし、なかなか寝付けないということが起こり、逆にストレスを抱え込んでしまうのです。

次の誤解は、眠りさえすれば疲労がとれると思っていることです。**長く眠ったら、それに比例して疲れがとれるかというと、そんな単純なものでもないのです。** 8時間以上グッスリ眠ったというのに、なぜか疲労がとれないという経験をしている人は多いはずです。その逆で、ほんの3、4時間しか寝ていなくても、寝覚めがよくてスッキリということもあるでしょう。

これでわかるように、睡眠は時間ではありません。すでに述べましたが、重要なのは睡眠の内容、質です。これを医学的に言うと、**脳からメラトニン、ドーパミンなどが十分に分泌され、疲労物質が体外に排出されたかどうか**です。そういう睡眠がとれれば、心も身体もスッキリとなります。

第2章で述べたように日本人の平均睡眠時間は7・7時間です。これは時間的には短いのですが、翌日、昼間に眠気を覚えないなら睡眠は足りているということです。明らかに短いとされる6時間程度の睡眠でも、眠気を覚えないなら、なんとか許容範囲です。

逆に、8時間以上寝ていても、昼間に眠気を覚えてしまえば睡眠不足です。長く睡眠をとったとしても、目覚めたときに目覚めが悪く、「まだ寝足りない」とか「もう少し寝ていたい」というのなら、それは寝不足であり、脳からメラトニン、ドーパミンなどが分泌されず、疲労もとれていないということです。となると、睡眠をとるにも、そのとり方がある、いい寝方があるということです。

歳をとると寝る時間が短くなり、床に入ってもすぐに目覚めることが多くなります。夜中に何度も目覚めるようになります。しかし、それでもちゃんと睡眠が足りて健康な方もいれば、そうではなく、「寝られません。疲れがとれません」と訴えてくる方もいます。

この違いを生じさせているものを、私は**「睡眠力」**と呼んでいます。睡眠力がある方とない方がいるのです。これは若い人、中年の人でも同じです。

では、睡眠力とはなんでしょうか?

16 「居眠り」「ちょっと寝」は効果十分

「睡眠力」を「よく寝られる力」とするなら、それはその方の**「意識の持ち方＋体力(健康)」**です。とくに意識の持ち方は大事です。同じように睡眠をとったというのに、「まだまだ寝足りない」と思うのと「ああ、よく寝た」と思うのではまったく違うからです。

たとえ短時間しか寝ていなくとも、「これでスッキリした」と感じることがあります。これはノンレム睡眠効果です。ちょっとした時間でもぐっすり眠ったことで、脳がリフレッシュしたのです。人は眠ると、まず深い眠りのノンレム睡眠に入ります。このノンレム睡眠をとればとるほど効果は大きいのです。

とすれば、むしろ睡眠時間が足りていない寝不足の状況のときほど、「ああ、よく寝た」と思う方が大切なのです。これは一種の自己暗示ですが、そうすることで脳に

「よく寝た」と思い込ませるのです。要するに、自分の脳を騙すわけですが、これがじつは大きな効果をもたらします。

せっかくノンレム睡眠をとったというのに、「ああ、全然、眠れなかった」と脳に思わせると、マイナスの効果を生んでしまい、本当に疲れがとれなくなります。

脳はその人の意識した方向に向かってはたらきます。すなわち、熟睡ならそのシグナルを、寝不足ならそのシグナルを身体全体に発します。

ですから、常に目覚めたときは、それがちょっとした居眠りであっても、「ああ、よく寝た」と思い、思い切り伸びなどをするべきなのです。

米国コロラド大学の研究チームは、学生たちを2つのグループに分けて睡眠実験を行いました。**一方のグループには目覚めたときに「いい睡眠がとれた」と伝え、もう一方のグループには「いい睡眠がとれなかった」と伝えた**のです。

そうしてその後、注意力や記憶力を測定するテストを行ったところ、**前者のグループの学生たちの方が圧倒的にいい点をとった**のでした。つまり、実際の睡眠の質に関係なく、暗示によって睡眠効果は高まるのです。

よく「時間がなくて眠れなかった」と言う人がいますが、そんなことを言っていてはダメです。10分でも15分でも時間があれば、ウトウトしていいのです。**意識して「居眠り」「ちょっと寝」をし、その後、脳に「よく寝た」と言うシグナルを送りましょう。**

これが「睡眠力」の原点です。いつでもどこでも時間がちょっとでもあれば眠るということです。

オフィスで、昼休みのちょっとした空き時間に居眠りをする、あるいは1時間半デスクワークをしたら10分か15分で居眠りをする。こうしている人の方が、ぶっ通しで仕事をしている人より健康であり、仕事もまたはかどります。また、リタイアして時間が十分あるというかたは、居眠りを積極的にすべきです。こうしていれば、夜に何度起きても問題はありません。

17 「まとめ寝」「寝だめ」は効果があるのか？

「居眠り」「ちょい寝」が効果があるなら、「まとめ寝」も効果があると言う人がいます。週末に眠れなかった分をとり戻すための「寝だめ」は効果があると言うのです。しかし、**「寝だめは効かない」と言う人もいます。**どちらかというと「効かない」とする人の方が多いようです。

私としては、どちらが正しいのか、よくわかりません。ただ、週末でも他の日でも、寝ることができる時間があるならその分寝た方がいいというのが私の考えです。ともかく、慢性睡眠不足がいちばんよくないからです。

「睡眠負債」という言葉があります。

『スタンフォード式 最高の睡眠』（サンマーク出版、2017）を書かれたスタンフォード大学医学部精神科教授の西野精治氏が使われている言葉ですが、睡眠不足が借金とすれば、それを重ねていくと負債がたまっていく。たまりすぎると返せなくなって、健康を害すと言うのです。**睡眠不足が続くと、そのうちに睡眠不足が慢性化**し、睡眠負債が増えます。その結果、日常生活のパフォーマンスが落ちます。さらに、肥満や高血圧、糖尿病といった生活習慣病のリスクが高まり、最終的に発症してしまいます。

となると、睡眠負債はたまらないうちに返した方がいいということになります。もちろん、ためない方がいいに決まっていますが、1週間もため込むのはリスキーです。

西野教授は、週末の寝だめでは睡眠負債は返せないと述べています。

睡眠負債は、1日の睡眠時間が7時間を切ると発生し始めます。

ただし、短い期間の負債なら、それほど問題はないようです。とすれば、平日に平均6時間睡眠しかとれない人は、土日には8時間以上の睡眠をとって少しでも負債を返済した方がいいでしょう。土日も寝る時間を割いて余暇に費やし、睡眠負債を月曜日にまで持ち越すようなことを繰り返せば、いずれ限界がくるのは間違いありません。

とはいえ、いちばんいいのは、毎日よく寝て睡眠負債をためないことです。また、睡眠負債ができてもその日のうちに返してしまうことです。その点で、**「居眠り」「ちょい寝」は重要**です。

18 〝睡眠ホルモン〟メラトニンのはたらき

それではここから、睡眠を促すホルモンとされるセロトニンとメラトニンと睡眠の関係について考察します。

第2章で述べたように、脳内にセロトニンが十分に分泌されると、意欲や集中力が持続し、脳が疲れを感じにくくなります。これが、昼間に起きているときの状態で、**夜寝ているときは、セロトニンがメラトニンの分泌を促して、眠りに誘います。**

メラトニンが十分に分泌されると、副交感神経系が優位になり、脈拍、体温、血圧などが低下して、脳が睡眠の準備ができたことを認識します。こうして、人は眠りに落ちていくのです。そのためメラトニンは、眠りを誘うことから、〝睡眠ホルモン〟と呼ばれています。

また、メラトニンは抗酸化作用によって細胞の新陳代謝を促したり、疲れをとってくれたりするために、**病気の予防や老化防止にさまざまな効果を持つ**とされています。

メラトニンが十分に分泌されるためには、昼間にセロトニンが十分に分泌されなければなりません。 つまり、セロトニンはメラトニンの原料なのです。ということは、熟睡をするためには、昼間はセロトニン、夜間はメラトニンという2つの脳内物質が必要なのです。ここでもう1度、51ページの［図4］でセロトニンとメラトニンの関係を確認してください。

これまでにわかったことによると、**メラトニンの分泌は、朝目覚めて太陽を浴びてから約15～16時間後に始まるとされます。** ですので、このパターンに沿って睡眠をとる、つまり、不規則な寝方はやめて、夜はきちんと寝るべきだということが推奨されています。

では、メラトニンを十分に分泌させるには、どうしたらいいのでしょうか？

19 「体内時計」と「光」が熟睡するための決め手

メラトニンは脳の「松果体《しょうかたい》」と呼ばれる部位で合成されます。原料は、前記したようにセロトニンですが、セロトニンは「トリプトファン」というアミノ酸が原料になります。つまり、トリプトファン↓セロトニン↓メラトニンというプロセスをとるわけです。

トリプトファンについては、この後に述べるとして、**メラトニンの分泌で大切な点は、「体内時計」と「光」です。**

体内時計というのは、前記したように、朝目覚めて太陽を浴びてから約15～16時間後に分泌のスイッチが入るということです。

光というのは、光がなくなる、つまり**暗いとメラトニンが分泌される**ということです。セロトニンからメラトニンを合成するときにはたらく酵素は、光を浴びるとはたらきが弱まることがわかっています。つまり、光を浴びるとメラトニンの分泌が弱まってしまうということです。私たちが日中は眠くならず、夜暗くなると眠くなるのは、このためです。

メラトニンは100ルクス程度の弱い光（街灯の下の明るさは30～150ルクスです）でも分泌が弱まることが確認されています。したがって、寝るときは部屋を暗くします。また、**寝る1時間ぐらい前から部屋を暗くしておくと、よく眠れる**わけです。

このようなメカニズムから言えるのは、私たちは体内時計にしたがって生活すべきということです。朝起きて、日の光を浴び、夜、暗くなったら眠る。これが、生物としての人間がずっとつちかってきた生活パターンなので、それを崩すのはよくないということです。

ただし、人間は、地球の自転時間である24時間よりも長い体内時計のリズムを持っています（これを「サーカディアンリズム＝概日《がいじつ》リズム」と言い、約24・2時間）。

そのため、夜更かししやすいようにできているので、意識しないと体内時計が狂います。つまり、24時間サイクルで生活するように、体内時計をセットしなければなりません。夜更かしはいけないのです。睡眠を十分に8時間とるには、やはり、午後10時～11時ごろに床につくのが望ましいのです。

しかし、毎日、規則正しい生活ばかりしていては、人生は楽しめません。たまには羽目を外すことも必要です。**夜更かししてもかまいません。ただし、その分の帳尻を、なるべく早く合わせること。**睡眠負債を返してしまうことです。

メラトニンは、睡眠ホルモンとされていますが、睡眠薬ではありません。分泌量を増やせば確実に眠れるというわけではありません。なので、メラトニンのために自身の生活リズムを変える必要まではありません。

20 トリプトファンとメラトニンの摂取方法

前記したように、メラトニンの原料はセロトニンで、セロトニンの原料は「トリプトファン」というアミノ酸です。となれば、トリプトファンが体内に十分にあることが、疲労回復のための大切な要素になります。

次ページの［図6］が、トリプトファン、セロトニン、メラトニンの関係を示したものです。

ところが、**このトリプトファンは体内ではつくれないのです。**食事で摂取するほかないのです。つまり、私たちはトリプトファンを多く含む食品をとる必要があります。

トリプトファンは牛乳やチーズなどの乳製品、肉、魚、大豆（豆乳・納豆）、など**タンパク質を含む食品に多く入っています。**ナッツやバナナなどにも豊富に含まれています。ですので、こういう食品を多くとることを心がけましょう。

［図6］トリプトファン、セロトニン、メラトニンの関係

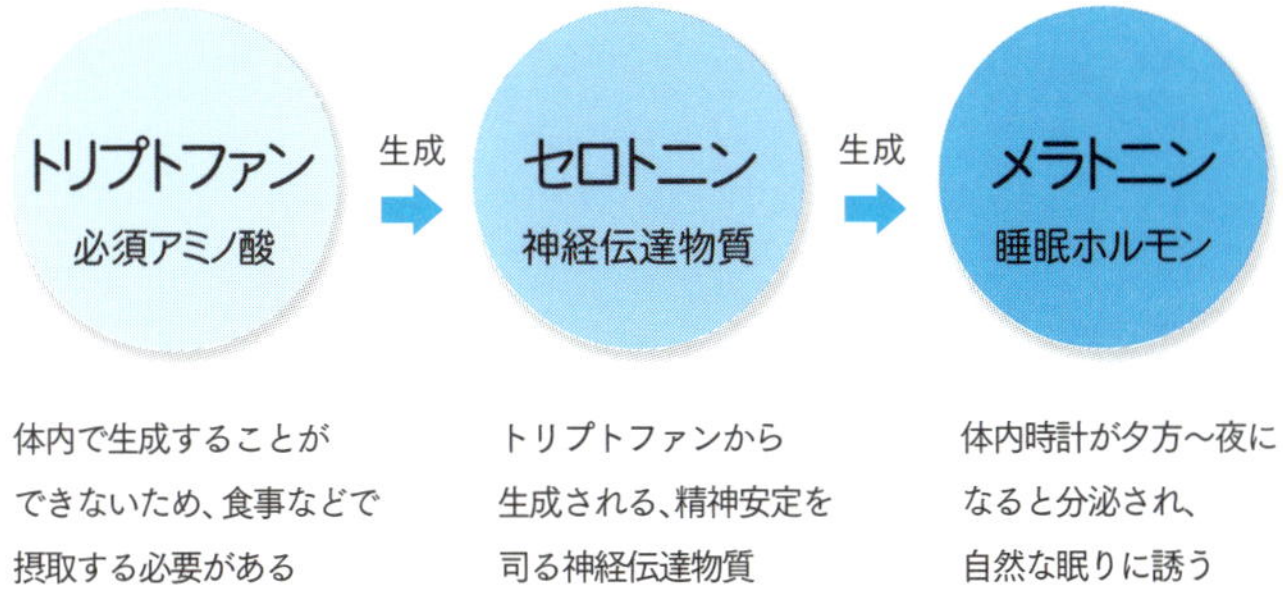
トリプトファン
必須アミノ酸
生成
セロトニン
神経伝達物質
生成
メラトニン
睡眠ホルモン
体内で生成することができないため、食事などで摂取する必要がある
トリプトファンから生成される、精神安定を司る神経伝達物質
体内時計が夕方〜夜になると分泌され、自然な眠りに誘う

ただし、そこまで心がけなくとも、**日本人の平均的な食生活をしていれば、トリプトファンが欠乏するということはほぼ考えられません。**偏食しなければ問題はありません。

それでも、不安という人は、サプリメントで摂取するという方法もあります。現在、トリプトファンを含んだサプリメントは数多く発売されています。サプリメントに過度な期待は禁物ですが、試して効果を実感できれば、摂取するのも一つの手です。

トリプトファンによってセロトニンができ、セロトニンによってメラトニンができるなら、メラトニンを直接摂取してしまう方がいいのではと思われるかもしれません。しかし、残念な

がら日本ではメラトニンの販売は「副作用が確認できない」という理由で禁止されています。

もちろん、アメリカではそんなことはありません。メラトニンは人気のサプリの1つとして、ごく一般的に販売されています。とくに高齢者でよく眠れないという人には、睡眠導入剤としての摂取が推奨されています。

アメリカでメラトニンが脚光を浴びたのは、1991年にオレゴン健康科学大学が、メラトニンを体内時計がズレてしまった患者に投与すると、時間がリセットされることを発表してからです。

したがって、夜更かしや徹夜などで体内時計がずれたときは、メラトニンによって熟睡することができます。アメリカのFDA（食品医薬品局）はメラトニンをサプリとして認可しています。欧州でも、55歳以上の人々に対しての処方箋医薬品として認可しています。

ただ、日本では、前記したように不認可なので、渡米時に購入したり、並行輸入するほかありません。実際、そうされているかたは多いようです。

21 夜ぐっすり眠るための効果的な方法

それではここからは、夜ぐっすり眠るための方法をまとめてみましょう。

まず、私が言いたいのは、「睡眠力」がある人、つまり「よく寝ている人」を見ていると、何事にもポジティブであることです。ともかく、くよくよせず、普段からおおらかなのです。

逆に慢性的に睡眠不足な人というのは、物事を悪い方に考え、いつまでも思い悩んでいます。また、生真面目というか、なにをやるにも一生懸命な人が多いのです。「先生、最近よく眠れないので困っています」と不眠を訴えてくる方に共通しているのは、このような点です。

そこで、私は「眠れなくてなにか困るようなことがあるんですか？　人間、寝ないと死にます。必ず自然に寝るようにできています。ですから、眠れなくて困るなんて思わないことです」と、アドバイスするのです。

実際、十分睡眠をとっている人は、眠れないときがあったら、眠ろう、眠ろうとはしていません。

（1）眠れないなら無理して眠らない

これが、よく眠るためのもっとも効果的なことでしょう。**眠れないことを悩めば悩むほど、目が冴え、神経が研ぎ澄まされて、かえって眠れなくなります。**ならば、眠ろうとしないことがいちばんいいのです。

普段よく眠れている人も、今日は眠れないということがあります。そこで、そういうときはどうしているかと聞くと、たいていの人が「無理して寝ようとせず、本でも読むか、起きてテレビでも観ています」と言います。そして、「そのうち眠くなるのだから、焦って寝ることはない」と言うのです。

（2）15分寝付けなかったら寝床を出る

もし、寝付けず、本でも読もう、テレビでも観ようとなったら、いったん寝床を離れてください。**脳は場所と行為をセットで記憶します。**したがって、寝床で眠れずにいるとそれが脳に記憶されてしまい、寝床に入るたびに考えごとをするようになります。

ですから、15分間寝付けなければ、寝床を出て別のことをし、眠くなってから寝床へ戻った方がいいのです。

もちろん、毎晩、定時に寝ることは大切ですが、こだわりすぎるのはよくありません。

（3）寝る前に趣味の時間を持つ

さあ、これから寝ようと意気込んでも眠れるものではありません。**リラックスして心を解放してこそ眠れる**のです。熟睡できる人は、寝る前に自分なりのリラックスタイムを持っています。リラックスできること、たとえば好きな音楽を聴くとか、絵を描くなどしています。趣味の時間を持つわけです。そして、それを終えてから床に入ると、すぐにノンレム睡眠に入れます。

（4）入浴してから1時間後に床につく

お風呂に入ってリラックスしてから床につくことも有効です。ただし、お風呂から出て、すぐ寝るのはよくありません。お風呂から出て1時間後に床につくのが理想です。というのは、**身体が温まった状態のときは体温が下がりにくいため、寝ても深い眠りにつきにくい**からです。入浴後は身体が温まっています。ですので、1時間ぐらいして通常の体温に戻ってからの方が、熟睡できます。

（5）睡眠薬代わりの寝酒はNG

欧米人は寝酒をほとんど飲みません。それに対して、日本人は多くの人が寝酒を飲んでいます。習慣化すると、飲まないと眠れないという人もいますが、あまり勧められるものではありません。

というのは、飲酒はたしかに眠気を誘いますが、その反面で、体内でアルコールが分解されてアセトアルデヒドが発生し、これが睡眠を妨げて**眠りを浅くしてしまう**のです。睡眠前半のノンレム睡眠が減少し、睡眠全体の中で眠りの浅いレム睡眠がとくに睡眠後半に増加します。したがって、快眠を求めるなら、飲酒に頼るよりも、ほかのやり方で寝付けるようにすべきです。

（6）寝る前のカフェインは控える

コーヒー、緑茶、健康ドリンク剤などは、寝る前に飲むのを控えましょう。カフェインの覚醒作用が、睡眠を浅くします。**カフェインの効果は約3時間持続する**とされるので、就寝3時間前までとすべきです。

（7）ベッドにスマホを持ち込まない

スマホをベッドで操作することは、脳を余計に疲弊させるうえ、スマホはベッドで操作するものという誤った認識を脳に埋め込んでしまいます。ベッドや寝床は、寝るだけのところ。それ以外のことはしない「聖域」にしておくことが大切です。

また、**スマホの画面から発せられる光は、メラトニンの分泌を抑制してしまいます。**どうしてもスマホを見るなら、ベッドサイドに座るなどして見るようにしましょう。

（8）「仰向け」「横向き」「うつ伏せ」？

寝るときの姿勢は重要です。寝るときの姿勢としては、「仰向け」「横向き」「うつ伏せ」の3パターンが代表的ですが、寝入るときは、まずうつ伏せで寝ると腹式呼吸になり、呼吸量が増えて疲れが早くとれます。

寝ている間は、人は一定の姿勢でいるわけではありません。体内に流れる血液やリンパ液を全身に循環させるために、人はひと晩に20～30回ほど寝返りを打ちます。**寝返りがスムーズにできないと体液循環が滞り、疲れがとれません。**

寝返りが十分にできるようなスペース、重くない布団がポイントです。また、枕は高すぎても低すぎてもいけません。肩と腰が同時に回転できる状態になっているのがベストです。

コラム2

不眠症と睡眠薬

それでも眠れない――「不眠症」とはなにか?

なにをやっても、眠れないということがあります。それでも人間は多少は寝ているのですが、これが慢性化してしまうと**「不眠症」**になります。

不眠症の多くは「睡眠心配性」と言った方がよく、「寝られなかったらどうしよう」という不安が交感神経を刺激して、ますます寝付けなくしているのです。

この状態で医者に行くと、次のような点をチェックされます。

(1) 夜、なかなか眠れず、眠るのに普段より2時間以上かかる。
(2) 寝付いても夜中に2回以上目が覚める。
(3) 朝、普段より2時間以上早く目が覚める。

この3つとも思い当たり、それが少なくとも1カ月以上続くと、不眠症と診断されてクスリが処方されます。

本来なら、医者はまず不眠症の原因を突き止め、その改善によって治療するべきです。しかし、日本の医者はわりと簡単にクスリを出します。

『睡眠薬の適正使用・休薬ガイドライン２０１４』（日本睡眠学会）によると、不眠症患者で睡眠薬を処方されている人は、ほぼ半数の約５００万人。成人の20人に１人が睡眠薬を服用している計算になります。

また、睡眠薬の処方率は年齢が高くなるにつれて上昇し、65歳以上では男性が8・4%、女性が15・2%に上ります。さらに、複数の睡眠薬を併用したり、服用量が多くなったりしていきます。日本の睡眠薬使用は、世界でも多い方なのです。

不眠症の原因は、千差万別と言っても過言ではありません。一般的には、運動不足、長時間の昼寝、カフェインやたばこの過剰摂取、飲酒などの生活習慣などが挙げられますが、Aさんには A さんの、Bさんには B さんの原因があると考えられます。

したがって、医者にかかるなら、医者と相談しながら、自分の原因を突き止めることが大事です。そうして、原因を1つずつ除去していきます。**就寝前の行動を変えて**

みたり、就寝時刻を変えてみたり、眠り方を変えてみたり、いろいろとトライしてみてから、それでも効果がないときに、睡眠薬を使うべきでしょう。

睡眠薬は初めて飲むのなら、たしかにかなりの効果があります。かつては大量服用によって患者が死亡したりしたので問題視されましたが、いまでは安全性が確かめられて、医師の処方するものだけでなく、一般医薬品としても売られています。とはいえ、服用のリスクを認識しておく必要があります。

睡眠薬の服用にあたっての注意点

日本で認可されている睡眠薬には、大きく分けると次の5種類があります。

(1) バルビツール酸系

1950年代から使われるようになった、もっとも古い睡眠薬。中枢神経に作用して脳全体の機能を落として眠りを誘います。眠らせる力が非常に強く、手術時の麻酔として使われたこともありました。リスクが大きく、依存性も強いので、現在では使われていません。

（２）ベンゾジアゼピン系

１９６０年頃から使われるようになった睡眠薬。（１）のバルビツール酸系睡眠薬のリスクが指摘されたため、「もっと安全な睡眠薬を」という要望から開発されました。

現在、もっとも多く使われていますが、意識をぼんやりさせ、筋弛緩作用もあります。服用しすぎで体のバランスを崩して骨折するなどの事故も報告されているので、大量服用は危険。また、高齢者は気をつけるべきです。アメリカでは、あまり処方されなくなっています。効用で短時間型、中時間型、長時間型があります。主なものは次のとおり。

短時間型：ハルシオン（一般名トリアゾラム）、レンドルミン（一般名ブロチゾラム）

中時間型：サイレース／ロヒプノール（一般名フルニトラゼパム）、ユーロジン（一般名エスタゾラム）

長時間型：ドラール（一般名クアゼパム）、ソメリン（一般名ハロキサゾラム）

（３）非ベンゾジアゼピン系

１９８０年頃から使われるようになった睡眠薬。ベンゾジアゼピン系の欠点である筋弛緩作用を少なくしてふらつきや転倒などの副作用を減らしたもの。すべて超短時間型で、主に寝つきが悪いタイプの不眠（入眠障害）に用いられます。

アモバン（一般名ゾピクロン）、マイスリー（一般名ゾルピデム）、ルネスタ（一般名エスゾピクロン）

（4）メラトニン受容体作動薬

視床下部から分泌されるホルモンのメラトニンが、脳の視交叉上核にあるメラトニン受容体に作用すると、私たちは自然な眠気を感じ、眠りにつきやすくなります。このメカニズムから生まれたのが、このメラトニン受容体作動薬。ほかの睡眠薬との違いは、自然に眠らせることができることです。

ロゼレム（一般名ラメルテオン）

（5）オレキシン受容体拮抗薬

２０１４年に発売された最新の睡眠薬。オレキシンが欠乏すると脳波覚醒を保持できなくなり眠くなります。この作用を利用して、オレキシンのはたらきをブロックすることで眠りに導きます。副作用が少なく高齢者にも使いやすいクスリです。

最近の研究では、ベンゾジアゼピン系の睡眠薬を投与されている高齢者は、投与されていない高齢者と比べて43〜51％ほどもアルツハイマー型認知症になりやすいことが報告されています。

このように、**睡眠薬はいずれもなんらかのリスクがあるので、それをわかったうえで服用しなければなりません。**その際、いちばん気にしなければいけないのは「強さ」です。睡眠薬の強さは「量」で決まります。たとえば、寝つきが悪いということで、医者からマイスリー5ミリグラムを処方されて強いと思ったら、2・5ミリグラムに減らすようにします。

現在、「睡眠外来」を設ける医療機関は増えているので、受診しやすくなりました。また、厚生労働省研究班と日本睡眠学会は、『睡眠薬の適正な使用と休薬のための診療ガイドライン』を公表しているので、受診する際は参考にすべきです。

日本で認可されている睡眠薬

(1)バルビツール酸系（1950年代）

もっとも古い睡眠薬。脳全体の機能を落とすため、作用は強い。
依存性が強いため、現在では使われていない。

(2)ベンゾジアゼピン系（1960年頃）

現在もっとも使われている睡眠薬。
(1)ほどリスクはないが、意識をぼんやりさせ、筋肉を弛緩させる。

短時間型：ハルシオン（トリアゾラム）、レンドルミン（ブロチゾラム）
中時間型：サイレース／ロヒプノール（フルニトラゼパム）、ユーロジン（エスタゾラム）
長時間型：ドラール（クアゼパム）、ソメリン（ハロキサゾラム）

(3)非ベンゾジアゼピン系（1980年頃）

(2)の欠点である筋弛緩作用を少なくし、ふらつきや転倒を減らしたもの。
すべて超短時間型。主に寝つきが悪いタイプの不眠（入眠障害）向け。

アモバン（ゾピクロン）、マイスリー（ゾルピデム）、ルネスタ（エスゾピクロン）

(4)メラトニン受容体作動薬（2010年）

他の睡眠薬と比べ、自然に眠らせることができる。

ロゼレム（ラメルテオン）

(5)オレキシン受容体拮抗薬（2014年）

オレキシンの働きをブロックして眠りを促進。
副作用が少なく高齢者にも使いやすい。

！ 睡眠薬にはリスクがあることが実験から明らかになっているため、使用する場合は自分に合った量を必ず守ること

第4章

スポーツをやりすぎてはいけない

22 本当にスポーツは身体にいいのだろうか？

現代ほど、誰もがスポーツをやっている時代はありません。スポーツをしているとき、人間は2通りの感覚を経験します。1つは、心身ともに充実して、生きているのが素晴らしいという感覚。もう1つが、逆になんだか身体がだるく、手足を動かすのも億劫だという感覚です。言うまでもなく、後者の場合は、疲労が蓄積している状態です。そして、どちらかと言うと、後者の場合の方が多いのです。

スポーツをやれば疲労はつきもので、それも日常生活以上の疲労が蓄積します。それを放置して、日常生活に戻れば、今度は日常生活に支障をきたします。**健康維持とリフレッシュが目的のスポーツによって、余計に疲労をため込んでしまってはなんにもなりません。**

そのため、私は一般の人間が、無理してスポーツをすることに反対です。

昔から私が不思議なのは、皇居の周囲を走っている人が、本当に多いということです。高齢社会になり、65歳以上の人口が全人口の約3割になっているというので、最近は、熟年、老年ランナーが本当によく目につきます。ウォーキング、ジョギングならいいのですが、何人かの人は本気でランニングをしているので、大丈夫なのだろうか？　と心配になります。もちろん、若い人も中年の人もいます。晴れた日などは、本当によく見かけます。

おそらく、みなさん、走ることは身体にいい、スポーツは身体にいいと信じているのでしょう。「スポーツ＝善」という考えが頭に染みついてしまっているのだと思います。

スポーツは努力するよさを教えてくれる。頑張ることはいいことだ。頑張れば必ず報われる。このような社会の風潮が現代人をともかく走らせるのでしょうが、スポーツをすることはけっして身体にいいことではありません。

スポーツ医学をやってきた私としては、本来ならスポーツを勧めるべきかもしれませんが、多くのスポーツ選手を見てきた結論は、**一般の人はスポーツ選手の真似をし**

てはいけないということです。

とくにいまはマスターズ陸上、マスターズ水泳などもあり、シニアスポーツも盛んですから、なおさらそう思うのです。

私がもっとも危惧しているのが、空前のマラソンブームです。市民マラソンの代表「東京マラソン」となると、なんと応募者が30万人にも達しています。このうち出れる(参加枠)のは約2万7000人ですが、これだけの人が走って、いまだに死亡事故が起こっていないのを、本当に好運なことだと思っています。

実際、2009年には、タレントの松村邦洋さんが倒れて、一時心肺停止状態に陥ったことがありました。幸いこのときは、電気ショックを与えるAED(自動体外式除細動器)による緊急処置で事なきを得ましたが、マラソンというのは準備をしすぎるぐらいの気持ちでいないと、本当に危険なのです。

23 「スポーツ心臓」になるとかえって不健康に

市民ランナーといっても、走る以上、人には負けたくない。また、年相応のタイムで走りたいという欲があります。よく目標とされるのが4時間半以内にゴールすることですが、このタイムになにか意味があるのでしょうか？

そんな頑張り、**つまり無理をすれば、身体に大きな負担がかかります。**

ここで、疑問に思わなければいけないのが、マラソンなどのスポーツをやって、その結果、はたして健康になれるのだろうか？　ということです。

スポーツ選手、そして長年スポーツで身体を鍛えてきた人の心臓は強いものです。では、強い心臓を持っていると、健康で長生きできるのでしょうか？

スポーツを続ければ心肺機能は発達し、持久力がつきます。心筋が発達し、心臓に血液を送る冠動脈も太くなるので、1回の心拍で大量の血液が循環できるようになります。

こうなったとき、それを健康と言うのでしょうか？

スポーツをすれば、たしかに心筋は発達しますが、**マラソンのような激しい運動では毛細血管は増加しない**と言われています。毛細血管は心筋に酸素やエネルギーを運んで、心臓の正常なはたらきを維持していますので、**毛細血管が増加しないと、肥大した心筋細胞は栄養不足に陥ってしまい、かえってパワーの低下を招きかねません。**

スポーツドクターをしていた当時の私の臨床体験では、スポーツ選手には不整脈や徐脈など脈拍に異常をきたす人が多いのです。不整脈の場合、大部分は「期外《きがい》収縮」という、あまり程度の高くない不整脈で、選手の多くは動悸《どうき》を訴えてきました。しかも、大部分は安静時に起こるのです。そこで、多少運動させると、脈拍は元に戻り、不整脈は消えます。

このような心臓は、いまは**「スポーツ心臓」**と呼んで、研究が進んでいます。スポーツ心臓では、心臓自体の大きさが大きくなっていくとともに、脈拍も変化します。一般の人の場合、安静時の心拍数は１分間に60～１００が正常とされ、50以下になると、徐脈性《じょみゃくせい》（脈が遅くなること）の不整脈である疑いが指摘されます。しかし、トップアスリートの場合、安静時の心拍数が40を下回ることが少なくなく、なかには30以下という例もあります。

いずれにしても、不整脈が起こるということは、いいことではありません。期外収縮程度ならいいのですが、不整脈が高じると突然死ということもないとは言えないからです。

つまり、**スポーツで鍛えて強い心臓になったとしても、それはマラソンなどを走っているときに強いだけ**で、平静時に不整脈が出るようでは強いとは言えず、かえって不健康と言うほかないわけです。

24 激しい運動では活性酸素が大量発生する

スポーツで鍛えた心臓は、一般の生活では、あまりいいことがないのです。スポーツ心臓はアスリートには必要ですが、一般人である私たちには必要ありません。

２０１４年８月に発表されたカリフォルニア大学ローレンスバークレー研究所のポール・ウィリアムス氏などの研究調査では、運動量が増えると、心臓病による死亡リスクが低下することが明らかになりました。運動をすれば長生きできるわけです。**１週間に48キロのランニング、あるいは74キロのウォーキングを続けた人では、心臓病のリスクは65％低下した**というのです。

では、どれくらい運動すればいいのでしょうか？

１週間に５日運動すると仮定すると、ランニングは１日約10キロ、ウォーキングは１日約15キロで、この数値に達します。つまり、これくらいが適正なわけで、それを超えるとよくないのです。なんと、この研究調査では、**それ以上の運動をした場合に**

は、逆に心臓病のリスクが上昇することが明らかになりました。つまり、運動のやりすぎはかえって身体に悪いというわけです。

マラソンのような激しい運動によってダメージを受けるのは、心臓だけではありません。ベルリン大学病院がベルリンマラソンの参加者約150人（平均年齢50歳）を対象に、走る前と走った後の腎機能検査を行ったところ、選手のおよそ半数がマラソン後は約25％も腎機能が低下していたと言います。マラソン中は老廃物が大量に排出されるため、腎臓の濾過《ろか》機能が追いつかなくなると言うのです。

また、**マラソンのように無酸素運動に近い、激しい運動をした場合、体内は酸化が進み、活性酸素が大量発生します。**活性酸素が増えると、動脈硬化、心筋梗塞、脳梗塞、がん、糖尿病など、多くの病気のリスクが高まります。免疫力が低下するわけですから老化も進みます。

私が卒業した慈恵医大の後輩でもある南雲吉則医師は、ダイエットや健康・長寿のためには心拍数が上がらない運動を推奨しています。

彼は、80年分の寿命しか心臓の心拍数は用意されていないと言い、人間が一生の間に打つ心臓の拍動数は23億回に決まっていると言って、それを効率よく使うことを推奨しています。

つまり、**激しい運動は、生涯の心拍数を無駄に消費している**ことになるので、やめた方がいいというわけです。また、プロのスポーツ選手の平均寿命が一般人よりも約10年も短いというのは、生涯心拍数を早く使い切ってしまうからと言うのです。

たしかにスポーツ選手は早死にする人が多いのです。私の専門の相撲で言えば、名横綱はみな早死にしています。北の湖《うみ》も千代の富士も60歳前後で他界しています。

このように見ていくと、一般の方は歳を重ねるごとに、激しい運動は控えるべきなのです。

医者はよく「適度な運動が必要です」と言います。しかし、その適度がどれくらいなのかは、医者にはわかりません。あなた自身が決めるしかありません。

25 無理に早起きをして運動をするのはかえって危険

マラソンがよくないなら、ジョギングならいいだろうという見方があります。しかし、これもやりすぎはダメです。

これもまたアメリカの調査研究ですが、**長生きするのは「ある一定量の運動しかしない人」**ということがわかっています。そして、その運動量とは**「週に合計2～3時間分のジョギング」**とのことです。この調査研究では、まったく運動をしない人と、ジョギングをたくさんする人は、同じくらいの寿命だというのですから、たくさん運動する意味はありません。週合計2～3時間なら、1日20分ほどのジョギングで十分なわけです。

私の知人は、定年後、毎朝多摩川の土手でジョギングをするようになり、「こんな気持ちのいいことはない。朝食がうまい」と言っていました。ところが、ジョギングを始めて1カ月後、夫人が帰りが遅いので見に行くと、土手にうつ伏せになって倒れていたのです。すぐに救急車で運んだのですが、残念ながら、心不全で帰らぬ人になってしまいました。朝食前に運動しすぎたのです。

空腹で走ってはいけません。空腹時は糖質が不足しているため、この状態で走ると低血糖になりかねません。また、不足するエネルギーを補うために、筋肉のタンパク質が使われ、筋肉量が減少することもあります。早朝の運動は考えものです。

普通の生活をしているなら、**体温がいちばん高くなるのは、夕方の4時から6時ごろ**です。筋肉を伸ばしたり、**カロリーを消費したりするために運動するなら、この時間帯に行**

[図7] 人間の一日の体温

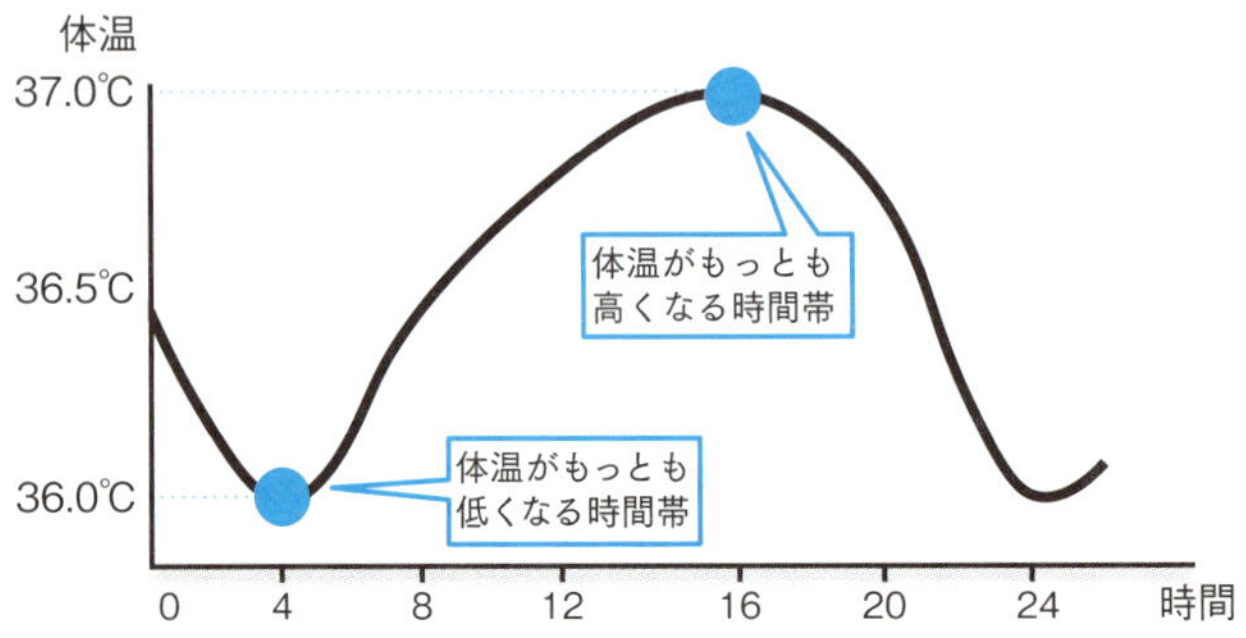

う方が効果は高いのです。

ラジオ体操などは朝行われるので、朝の運動は身体にいいと思いがちですが、そうではないのです。**無理に早起きをして、身体の硬い起き抜けに運動を行うのは、逆効果**と言っていいでしょう。

昔から「早寝早起きは三文の徳」と言い、「早起きは健康にいい」と思われてきましたが、この「常識」は子どもには通用しても、中高年には通用しません。人間、50代、60代になってくると、「遅寝・遅起き」が、本当はいちばんいいのです。

26

ジョギングはダイエットには期待薄

多くの人がジョギングをする理由として、いちばんに挙げるのはダイエットです。とくに女性はそうです。しかし、**ジョギングでやせることは、ほとんど期待できません。**

ダイエットのもっとも簡単な理屈は、摂取カロリーを消費カロリーより減らすということです。しかし、自分が毎日どれくらいカロリーをとり、どれくらい消費しているか知っている人はほとんどいません。

そこで、目安を示してみると、次のようになります。

1日の合計カロリーの目安量は、年齢や身長・体重、仕事や活動内容で個人差もありますが、成人男性は2600キロカロリーくらい、成人女性は2000キロカロリーくらいとされています。そこで、食事1食分をこの約3分の1とすると、男性なら850キロカロリーくらい、女性なら650キロカロリーくらいが目安とな

［図8］ 成人に必要な一日の摂取カロリー

性別	年齢	身体活動レベル		
		I（低い）	II（普通）	III（高い）
男性	18～29歳	2300kcal	2650kcal	3050kcal
	30～49歳	2300kcal	2650kcal	3050kcal
	50～69歳	2100kcal	2450kcal	2800kcal
女性	18～29歳	1650kcal	1950kcal	2200kcal
	30～49歳	1750kcal	2000kcal	2300kcal
	50～69歳	1650kcal	1900kcal	2200kcal

※身体活動レベルは数字が高くなるほど活動の程度が高いことを示す

（厚生労働省「日本人の食事摂取基準2015年版」より）

ります。

そこで、食事で摂取するカロリー量を見ると、ごはん1膳220キロカロリー、食パン1枚100キロカロリー、うどん1玉220キロカロリー、ラーメン450キロカロリー、牛乳1本120キロカロリー、スパゲティミートソース600キロカロリー、ピザ1枚550キロカロリー、ビール（中ジョッキ）140キロカロリーといったところです。それなので、食事制限によるダイエットを目指すなら、こうした食品のカロリー量を考慮しながら食事をしていくことになります。

ダイエットの目安としては、**体脂肪を1キロ落とすために必要なのは約7 2キロカロリー**です。とすると、仮に1日1膳のご飯を減食してこれを達成するとすれば、1カ月以上かかるという計算になります。

それでは、運動ではどれくらいのカロリーが消費されるのでしょうか?

1分間の消費量で見ると、ジョギングで5~10キロカロリー、マラソンで15~17キロカロリー、水泳で8~15キロカロリーといったところです。とすると、**ジョギングで1キロやせるには、毎日30分走って約1カ月かかる**計算になります。

忙しいビジネスマンなら、食事でカロリーをコントロールする方がずっと楽です。

走ることで脂肪が燃焼されるので、ダイエットできると多くの人が思っています。しかし、じつは走っているときは、脂肪ではなく糖質を消費しています。そのため、いくらジョギングで頑張ってみても脂肪燃焼の効果が極めて低いと言えるのです。

また、ジョギングをすれば喉も渇くし、お腹も空きます。そこで、走った後にビールを飲んだとすれば、結局は、元の木阿弥になってしまいます。

27 ウォーキングで身体と脳を活性化

よく、「老化は足から始まる」と言われ、歳をとったら歩くことを欠かしてはいけないとされます。これは、本当です。ハードなジョギングはあまり勧められませんが、「歩くこと＝ウォーキング」は、歳をとるにしたがい、意識して行うべきです。

加齢とともに、身体の筋肉を構成する筋繊維数が減少し、さらに筋繊維が萎縮してしまうことにより、筋肉量が低下します。こうして筋力が衰えていくと、生活がだんだんに億劫になっていきます。

筋力は20～30歳をピークに、40歳ぐらいからゆるやかに減少し、60歳になると急激に低下します。**40歳ぐらいから筋繊維の数が一気に減って筋萎縮が生じる**ためです。

とくに筋肉が減りやすい部位は下半身。人体の筋肉の約40％が下半身にあります。

下半身の筋肉量は、20歳のときの筋肉量に比べて、50歳で約10％、80歳で約30％も減少してしまいます。このような老化には逆らえませんが、筋力の衰えを少しでも緩やかにするために、歩くことです。**1日30分程度のウォーキングを続けることが大切**です。別に余計なことをする必要はありません。背筋をまっすぐにして、単にぶらぶらと歩けばいいのです。

1日30分歩くということは、一般的な人の普通の速さで、距離にすると約2・4キロ、歩数に換算すると約3330歩です。

また、歳をとると、足がつりやすくなります。足がつる原因は人それぞれですが、若いときは、水泳やサッカーなど、足を激しく使う運動をした後に起こりやすいので、いわゆる「筋肉疲労」です。しかし、中高年になると、軽く運動しただけで足がつるケースが多くなります。

運動時に筋肉を使うと、**カルシウムやナトリウムなどのミネラルが急速に消費**されます。そのまま運動を続けると、やがて筋肉疲労を起こして、足がつるわけです。若いときは、よほど激しい運動でなければミネラル不足に陥りませんが、中高年の場合は、自分では軽めの運動と思っていても、発汗や疲労などの影響で予想以上のミネラルが消費されます。

したがって、**ウォーキングでも、スポーツドリンクなどできちんとミネラルを補給することが重要**です。

また、外を歩けない、そういう環境にない場合は、オフィス、自宅で、足のスクワット（屈伸）をするようにしたらいいと思います。

適度のスクワットをすると、足の筋肉量を維持するだけでなく、血流をよくして疲労回復にもつながります。また、身体のなかでもっとも筋肉が多い太ももをマッサージすることも大切です。

さらに、**マッサージするなら足裏も欠かせません。**なぜなら、そうすることで**脳が活性化し、疲れもとれる**からです。野球のイチロー選手、プロゴルファーの石川遼選手、フィギュアスケートの浅田真央選手などは、みな、足裏マッサージを長年続けてきたと言います。

最近の研究では、歩くことにより脳が活性化することがわかっています。脳の神経細胞は加齢とともに減少し、脳はだんだん萎縮していきます。しかし、歩いたり走ったりして足を動かすと脳への血流が増え、脳の運動野の神経細胞は増加するというのです。脳の神経細胞が活発化すれば、筋肉を動かす機能が高まります。つまり、**足を動かすことは、身体の老化や脳の衰えの防止につながる**のです。

28 ジム通いで疲れをためては逆効果

ジョギング、ウォーキングと並んでブームなのが、スポーツジム通いです。都市生活では、いまや全世代でスポーツジム通いをしている人が増加していますが、とくに多いのが高齢者です。

文部科学省の「体力・運動能力調査」によると、地域のスポーツクラブに所属している人の年齢状況は、男女とも40歳代以降の年代で高まり、男女とも70歳以上がトップです。高齢社会を反映して20～30歳代の会員比率が低下し、60歳以上の会員比率が年々上昇しています。

また、公益財団法人日本生産性本部の「レジャー白書」や業界団体の調査などによると、フィットネスクラブの会員は、60歳以上が3割を超えています。いまやフィットネスクラブの経営は高齢者なくしては成り立たなくなっているのです。

では、ジムやフィットネスクラブに通えば、健康になれるのでしょうか？　もちろん、イエスです。**どんな運動でも適度に行えば、循環器系のはたらきをよくし、筋肉をほぐし、骨の老化を抑制し、なにより気分転換になります。ただし、やりすぎは禁物です。**

人間は、自分はいつまでも若いと思い込んでいます。明らかに体力の衰えを感じるようになるまで、20代のイメージで生きています。したがって30代後半から40代、50代ぐらいまでの、いわゆる中年、熟年になってからの運動が、いちばん危ないのです。60代になっても若い気分のまま運動をしている人がいますが、こういう人も危険です。

とくに会社勤めをして多忙にもかかわらず、ジム通いをし、それで健康、体力を維持しようと頑張っている人は、そんなことをするより疲労回復に専念すべきです。

たとえば、高血圧症の発症年齢は年々下がり、「若年性高血圧症」になる人が、30代で4人に1人、40代で3人に1人と言われています。この高血圧症はスポーツ医学の見地からは、適度な運動によって治療できるとしています。また、運動をすれば、血液の動脈硬化が予防できるとしています。

しかし、そう言えるのは、若くて体力がある人だけと考えるのが無難です。なぜなら、運動をすると当然、心臓の動きが活発になり、血液を普段より余計に要求します。ところが、もし血管に故障があれば、血液をスムーズに送れません。となると、元々の高血圧がさらに上昇し、心不全まで起こしかねないのです。

私の知人の広告代理店の部長は、猛烈サラリーマンの典型でしたが、40代半ばで仕事に余裕ができるようになったのをきっかけに、ジムに通い始めました。

「気がついたら身体がなまっていたので、もう一度鍛えなければ」と言っていたのですが、通い始めて1カ月で、不調を訴えてきました。頭が重い、めまいがすると言うのです。

そこで、血圧を測ったところ上が180で下が120。立派な高血圧でした。心電図も撮ったのですが、ちょっとした異常も認められたのです。運動で血圧を下げる以前に、血圧が耐えられなかったのです。

以後、彼は、運動は軽く歩くだけ。「運動するより、その分、ぐっすり寝た方がいい」と、私はアドバイスしました。

29 メタボ「BMI30」以下はやせる必要なし

ジョギングをしている人、走っている人で、いわゆる太っている人を見かけると、誰もが「ああ、頑張っているな」と思うでしょう。スポーツジムでも、太りすぎ解消のために一生懸命マシンに励んでいる人を見れば、やはり「頑張っているな」と思うでしょう。しかし、私はそうは思いません。「あの人、心臓、大丈夫かな」と、心配の方が先にくるのです。

肥満者、いまの言い方で言えば**「メタボの人」にとって、過度のスポーツはご法度**です。命を縮めます。なぜなら、メタボの人は、基礎疾患として動脈硬化や高血圧症、心臓肥大など、安静時には症状のない疾患を持っていることが多いからです。ですので、運動を過度にすると、それがオモテに出て逆効果になってしまう場合があるのです。

これは、過度なダイエットも同じです。私はかつて『「小太り」のすすめ』(光文社、2004)という本を書いたことがあります。この本のなかで、メタボを過度に意識し、BMIなどにこだわる必要はないと述べました。BMIは[体重(kg)]÷[身長(m)の2乗]で求められ、日本肥満学会はBMIが25以上の場合を肥満と定めています。

しかし、人間の身体というのは、肥満型であれやせ型であれ、それなりに体内のバランスがとれていて、その状態で安定しています。この安定している状態が健康ということなので、これを無理して崩す、つまり**やせようとするとバランスが崩れて不健康になってしまうことが多い**のです。

ですので、BMIが30を超えて明らかな肥満で高血圧などの症状がある人なら別ですが、30以下の小太りの人が無理してやせる必要はありません。

実際、やせて抵抗力の弱った体ほど細菌に狙われやすいし、糖尿病患者のうち肥満者は4割にすぎないというデータもあります。つまり、無理してやせるより、適当に身体を動かし、食べすぎに注意するようにすれば、太っていても健康なのです。

30 標準より太っている人の方が健康で長生き

小太りの方が健康で長生きできることは、いまでは多くの調査結果でも明らかになっています。

メタボ健診を勧める当の厚労省でも、厚労省研究班の多目的コホート研究というのがあり、そこでは、男性はＢＭＩ23～26・9の人の死亡率が低いと書かれています。また、大阪大大学院の磯博康教授らの10万人調査では、循環器疾患全体でいちばん危険度が低いのは、男性でＢＭＩ23～24・9、女性で25～26・9となっています。さらに、東京都老人総合研究所の調査によると、腹囲85センチ前後、ＢＭＩ23～25人の死亡率がいちばん低くなっています。

標準より太っている人の方が、健康で長生きするのです。

現在、厚労省は、40歳から74歳までの中高年保険加入者を対象に、健康保険者に特定健診の実施を義務化し、メタボリックシンドローム該当者、または予備軍と判定された人に対しては、特定保健指導を行うことを義務づけています。

しかし、メタボ健診による保健指導は、健康な人まである意味で病人にしてしまいます。なぜ、太っているというだけで、病気なのでしょうか？

人間は、いつも健康であることに越したことはありません。毎日、毎日、「ああ生きていてよかった」と思えるためには、なんといっても健康でなければなりません。

しかし、本当に健康な人は、むしろときどき風邪をひいたり、体調を崩したりします。その方が自然なのです。まったくなんの病気もしないということは、人間が機械でない以上ありえません。

むしろ、**やせすぎの方が体の抵抗力が弱まる**ので、風邪をひくと症状が重くなり、体調を崩すとなかなか戻りません。とすれば「メタボ万歳！」なのです。

第5章

アスリートに学ぶ 運動後の即効疲労回復法

31 いかに早く疲労回復するかで選手寿命が決まる

これまで述べてきたように、アスリートと同じようにスポーツを行うことは、一般の人間にとっては負荷が大きすぎて危険です。かえって疲労をため込んでしまい、身体を壊してしまいます。

しかし、疲労回復の方法に関しては、アスリートに学ぶべきところがいっぱいあります。なぜなら、**アスリートは疲労回復のプロ**であり、また、そうでないと選手として競技生活を続けていけないからです。

私もかつてスポーツドクターをしていましたから、このことをよく知っています。競技が終わったら、いかに早く疲労回復するかが、選手寿命を決めます。強い選手は、みな疲労回復のプロです。ただ、疲労回復といっても、マジックのような方法はありません。

単純に言えば、よく休み、よく食べ、よく眠るだけです。昔、プロレスのリングドクターとして選手たちと年間約120日間、地方興行を回ったことがありましたが、ともかく試合後はできるだけ早く筋肉を休め、栄養補給をすることを心がけました。母校の相撲部の監督をしていたこともありますが、このときも同じです。トレーニング、試合を終えたら、すぐに休息をとり、栄養補給のために食事をします。いずれも**時間をあけずにすることが肝心**です（145ページで詳述します）。

スポーツにとっていかに疲労回復が大切かは、このように考えればわかると思います。

どんなスポーツも、トレーニングをすることによって運動能力、つまりパフォーマンスが向上します。つまり、トレーニングを続けていくということは、よりハイレベルのパフォーマンスを目指すためです。

しかし、このパフォーマンスの向上は、十分に疲労回復していない状態でトレーニングを続けても達成できません。

たとえば、最初のトレーニングでは間違いなくパフォーマンスは向上します。しかし、2回目、3回目のトレーニングを休息なしで行うと、疲労が蓄積し、パフォーマンスは向上するどころかむしろ低下してしまいます。

つまりここから言えることは、じつに単純です。オーバートレーニングは禁物だということです。

なにかをして疲労したら、すぐにその疲労をとり除く。そうして次になにかをやる。疲労を回復させないうちに、またなにかをやってはいけないということです。

今日抱えこんだ疲労は明日に持ち越さない。これが理想なわけです。

では、そのためになにをすればいいのでしょうか?

32 運動後すぐに行う「アイシング」が重要

トレーニングにしても、試合にしても、アスリートたちは**運動後にすぐに「クールダウン」を行います。**これが、疲労回復の決め手です。

陸上選手にしてもサッカー選手にしても、運動して疲労した後は軽くストレッチしてクールダウンし、その後、冷水シャワーを浴びたり、水風呂に入ったりします。また、疲労したふくらはぎなどの筋肉を氷で冷やします。いわゆる「アイシング」ですが、こうすると**毛細血管が収縮し、炎症や出血が抑えられるうえ、細胞の代謝レベルも下がるので、疲労回復がスムーズに進む**のです。

運動をすると、筋肉の細胞に酸素や栄養が供給されにくくなり、機能が低下したり、細胞が死滅したりします。これを〝低酸素障害〟と言いますが、これを防ぐのがアイシングです。激しい運動をした後に、筋肉が熱を持っているように感じたことはありませんか？　これは、筋肉組織に小さな損傷ができたり、じん帯・関節に炎症が起きたりしたからで、それを修復しようと患部に血流が集まるため、温度が上昇するのです。つまり、運動後はともかく「冷やす」ことが大事なのです。

箱根駅伝を4連覇した青山学院大学の陸上部の選手たちは、アイシングを積極的にやっていました。練習や試合が終わってほかのチームの選手が帰った後も、青学の選手たちは最後まで残って、クールダウンのストレッチとアイシングをしていたことで有名になりました。

昔だと、野球のピッチャーは「肩は冷やすな」と言われましたが、いまは逆。ピッチャーたちは、投球後には必ず、肩や肘を氷嚢《ひょうのう》（アイスバッグ）で冷やします。

冬場はただでさえ寒いのだからアイシングなどとてもと思う人もいるかもしれません。しかし、**冬場でもアイシングは欠かせません。**マラソンは冬のスポーツとされていますが、選手たちは試合後、必ずアイシングを行なっています。「今日の疲れを明日に持ち越さない」ためには、まず、アイシングが欠かせません。

アイシングは運動後すぐに行うのが理想です。最近は、アイシング用の氷嚢やインスタントのアイスパックなどが市販されているので、アイシングは手軽にできます。

ただし、**疲労回復のためには、冷やすだけではダメで、冷やした後は温めなければなりません。**

33 温水と冷水に交互に入浴する「温冷交代浴」

サウナと言えば、入った後は必ず水風呂に入って身体を冷やし、その後、また入るということを繰り返します。つまり、サウナ浴と水風呂を繰り返す「温冷交代浴」と言えます。では、なぜこんなことをするのでしょうか？

それは、疲労回復の効果が抜群だからです。身体を冷やして温める、温めて冷やすということを繰り返すと、単に水風呂に入る、単に温かいお風呂に入る以上の効果があるのです。

したがって、**アイシングをした後は、必ず温めます。**「冷→温」を繰り返して、アスリートたちは疲労をとっていくのです。

たとえば、ラグビーワールドカップで大活躍した日本代表チームは、この「温冷交代浴」をとり入れていました。

選手たちは、まず「アイスバス」に浸かります。アイスバスとは、文字通り氷水が入ったお風呂で、これに3分間浸かり、その後は温かいお風呂に浸かるのです。冷水により1度血流を下げ、その後、温水によって血流を上げる。こうすると、ただ、冷水や温水に入るだけの場合より血管が刺激を受け、血流が豊富になります。

このやり方は、忙しいビジネスマンにしても、リタイア後の高齢者にしても、簡単にとり入れられます。なにも、水風呂や温かいお風呂を用意しなくとも、温水と冷水のシャワーを交互に浴びていくだけでもいいからです。また、お風呂に入ったとき、浴室に氷水を張った桶を置き、足だけでも温冷交代浴をすると、疲労回復の効果を実感できます。

理想的な温冷交代浴は、お風呂（38～42℃）に1～2分、水風呂（12～18℃）に1～2分を交互に何度か行うことです。

ただし、**最後は水風呂で終わるようにしましょう。**というのは、冷やして終わることで、身体の表面の温度は低くなり、毛穴が閉じて汗が出にくくなるからです。

また、温浴で温まった体熱が逃げずに体内にとどまるため、身体が中から保温されます。

なお、温冷交代浴を行った後は、水分が失われている状態なので、**身体を休めながら必ず水分補給を行います。**

34 運動後はなるべく早く栄養分をとり戻す

スポーツ中は、水分とともに栄養分がどんどん使われます。ですから、**運動後はなるべく早く失われた栄養分をとり戻すことが重要**です。それで、よく言われているのが、**「運動後20分経ったときがベストタイム」**ということです。

運動後の身体の中では、傷ついた細胞を修復し、身体を疲労から回復させる成長ホルモンが分泌されます。たとえば「コルチゾール」という成長ホルモンは過度のストレスを受けると分泌量が増加します。

こうした**成長ホルモンが分泌されるタイミングは3度**あり、**その最初が運動を終えた約20分後**、2回目が約2時間後、3回目が睡眠中となっています。ですので、運動を終えたらなるべく早く栄養補給をすべきなのです。

テニス選手がインターバルのときに栄養ドリンクを飲んだり、バナナを食べたりする。あるいは、ゴルフ選手がラウンド途中でなにかを食べるのも、みな疲労回復のためです。平昌オリンピックで話題になった女子カーリング選手の〝もぐもぐタイム〟も、同じことです。

相撲取りは、稽古を終えると、すぐにちゃんこを食べます。稽古が激しければ激しいほど、すぐに栄養補給した方がいいからです。

では、具体的にはなにを補給したらいいのでしょうか？

35 炭水化物をとってグリコーゲンを増やす

現在、「炭水化物」（carbohydrate）は〝ダイエットの敵〟として歓迎されていませんが、アスリートにとってはもっとも大事な栄養素です。**運動後はなんといっても、炭水化物中心の食事をとるように心がけます。**

炭水化物とは、３大栄養素とされる「脂肪」（fat）「糖質」（sugar）「タンパク質」（protein）のうちの糖質のことです。炭水化物は実際には「糖質＋食物繊維」から成っていますが、栄養素としては糖質が重要であり、現在、この糖質は「糖質制限」などにより、歓迎されていません。

しかし、**糖質抜きでは疲労回復はできません。**炭水化物（糖質）は、ご飯やパン、麺類などの主食に多く含まれています。日本人なら、ご飯ですが、これが主食になっているのは、ご飯こそがもっとも身体に大切で、なによりも力を与えてくれるからです。実際のところ、あの羽生結弦選手も、記者から「勝負メシはなんですか?」と聞かれたとき、「僕はいつも、絶対にご飯は食べるようにしていきます。日本人らしいのかな」と答えています。

体内に摂取された炭水化物は、消化吸収によってブドウ糖などに分解され、肝臓や筋肉に**グリコーゲン**としてたくわえられたり、一部は血液中に血糖として入ったりします。グリコーゲンは、**空腹時や運動時の血糖値を調整するはたらきをしており、エネルギー代謝にとってもっとも重要な物質**です。

また、ブドウ糖は、脳や中枢神経系の唯一のエネルギー源でもあって、ブドウ糖がなければ脳は活動できません。

つまり、**炭水化物を中心にした食事をし、失われたグリコーゲンを回復させることが、疲労回復にとって重要な決め手になるのです。**グリコーゲンが不足したままになると、疲労感が消えず、いつまでもだるい状態が続くことになります。

グリコーゲンが体内でつくられる量を、同じ運動をした後に同量の炭水化物をとって比較した研究があります。それによると、運動後すぐに食事をした場合のグリコーゲン合成量は、2時間後に食事をした場合と比べて、約3倍になっていたといいます。

となると、前述したように、「運動後20分」が目安になりますが、実際にはクールダウンのストレッチやシャワー、入浴、着替えや移動時間などを考えると、なかなか難しいものがあります。

そこで、手軽に食べられるバナナ、カステラ、羊羹《ようかん》などを食べたり、オレンジジュースなどのフルーツジュース、あるいはスポーツドリンクを飲んだりして、グリコーゲンの回復を期待しましょう。

36 高タンパク・高ビタミン・高ミネラル・低脂肪

もちろん、炭水化物ばかり摂取すればいいということではありません。食事をするなら、タンパク質やビタミンなどの栄養分も大切です。

現在、アスリートたちの食事も、炭水化物重視の「力《ちから》メシ」から、「高タンパク・高ビタミン・高ミネラル・低脂肪」へとシフトしています。アスリートたちも、体型を気にして、サラダを食べるときは、ノンオイルのドレッシング、減塩のマヨネーズを使ったりしています。また、鶏の唐揚げにしても、鶏肉はフリーレンジチキン（狭いケージに入れずに放し飼いで育てられた鶏の肉）、オイルはオリーブオイルを使うなどと、〝オーガニック〟が重視されるようになっています。

とくに筋肉について言えば、タンパク質は非常に大事です。なにより、トレーニングの後に発生する筋肉痛の症状には、タンパク質の摂取が重要な決め手となります。

なぜなら、タンパク質は筋肉がつくられていく材料になるからです。不足してしまうと筋肉量が増えないばかりか、筋肉痛がいつまでたってもとれません。

ただし、ひと口にタンパク質といっても、さまざまなアミノ酸の組み合わせによって構成されているので、単一の食材ばかりだと決まったアミノ酸しか身体にとり入れられないことになります。そこで、タンパク質を含むさまざまな食品を食べることが肝心です。主食を炭水化物とするなら、おかずはさまざまなタンパク質を含む食品というわけです。

その意味でいくと、**日本の伝統食である納豆は、最高の食材**です。納豆はタンパク質が豊富なうえ、カルシウム、鉄分などミネラルも含むからです。

スポーツ医学から見たお勧めの運動後の食事は、「炭水化物3：タンパク質1」の分量です。こうすると、炭水化物のみ、あるいはタンパク質のみを摂取するのに比べ、グリコーゲンの回復が早まります。

このような運動後の食事の仕方は、一般人にも大いに参考になります。たとえば、疲れ気味のビジネスマンで、体脂肪率を気にしている方は、脂質を制限したうえで、主食であるご飯の量をやや減らしつつ、肉や魚などのタンパク質を含む食材を多くとることです。

ただし、いくらご飯や肉を食べても、それをエネルギーに変換するためには別の栄養素も必要です。**ビタミンやミネラルが不足すると疲れはとれません。**

これらを補うのは、**フルーツ**です。季節季節の旬のフルーツには、糖分はもとより、ビタミン、ミネラルが豊富に含まれています。ビタミンCの重要性がよく言われますが、これはまさにそのとおりで、イチゴ、キウイ、ミカン、オレンジなどは、アスリートたちの食後の常食デザートです。何種類かのフルーツの組み合わせで、1日200キロカロリーのフルーツ摂取が、アスリートの常識です。

主な食品の栄養価（「日本食品標準成分表2015年版」を基に作成）

主食の栄養素（100gあたり）

食品	エネルギー(kcal)	炭水化物(g)	タンパク質(g)	脂質(g)	鉄(mg)	カルシウム(mg)	マグネシウム(mg)
ごはん※1	168	37.1	2.5	0.3	0.1	3	7
食パン※2	264	46.7	9.3	4.4	0.6	29	20
ゆでうどん	105	21.6	2.6	0.4	0.2	6	6
パスタ	165	32	5.4	0.9	0.7	8	20

※1　茶碗1杯はおよそ150g　※2　食パン1枚は5枚切りで約80g、6枚切りで約67g

肉類・魚類・豆類の栄養素（100gあたり）

食品	エネルギー(kcal)	タンパク質(g)	脂質(g)	鉄(mg)	カリウム(mg)	カルシウム(mg)	マグネシウム(mg)
和牛（もも）	259	19.2	18.7	2.5	320	4	22
豚肉（ロース）	263	19.3	19.2	0.3	310	4	22
鶏（ささみ）	114	24.6	1.1	0.6	280	8	21
マアジ	126	19.7	4.5	0.6	360	66	34
ベニザケ	138	22.5	4.5	0.4	380	10	31
納豆※3	200	16.5	10	3.3	660	90	100

※3　納豆1パックはおよそ45g

フルーツの栄養素（100gあたり）

食品	エネルギー(kcal)	ビタミンC(mg)	ビタミンE(mg)	ビタミンB1(mg)	カリウム(mg)	カルシウム(mg)	マグネシウム(mg)
イチゴ	34	62	0.4	0.03	170	17	13
温州ミカン	46	32	0.4	0.1	150	21	11
オレンジ	39	40	0.3	0.1	140	21	11
キウイ	53	69	1.3	0.01	290	33	13
バナナ	86	16	0.5	0.05	360	6	32

効果
血中窒素のバランス調整、タンパク質合成、肝機能向上など。
ヘモグロビンを形成。成長促進、神経機能補助、血管拡張、肝機能向上など。
タンパク質の合成、肝機能向上、筋肉強化、血糖コントロールなど。
アレルギーによるかゆみの軽減、肝機能のサポート、抑うつ効果など。
肝機能向上、免疫力向上、糖の代謝促進、カルシウムの吸収促進など。
セロトニン生産のサポート、安眠効果、精神安定など。
成長促進、新陳代謝の促進、肝機能のサポート、消化吸収能力の向上など。
神経機能のサポート、貧血改善のサポート、成長促進、ストレスの軽減など。
精神安定、食欲抑制、鎮痛効果など。とりすぎると血圧上昇のおそれも。
成長ホルモンの分泌促進、免疫力向上、アンモニア除去など。
小腸のエネルギー源、免疫力強化、消化管粘膜の保護など。
エネルギー源、運動時の疲労回復など。
肝臓や体のエネルギー源。アルコール代謝の改善をサポート。
アスパラギン酸の生成に関与。エネルギー源。
即効性のあるエネルギー源。
皮膚に含まれる黒いメラニンの生成を抑える。
コラーゲンの主要成分。皮膚に潤いをもたらす。即効性のあるエネルギー源。
神経伝達物質。コラーゲン、赤血球などの材料。睡眠の質を高めるとも。
脂質の一部やDNAなどの核酸の材料。
アドレナリンやドーパミンなどの甲状腺ホルモンの材料。

※1 小児は必須アミノ酸

※2 ストレスで不足することもあるため準必須アミノ酸とも

■人体を構成するアミノ酸

分類	名前	多く含まれている食品
必須アミノ酸（体でつくられない）	バリン	マグロ、カツオ、アジ、サンマ、鶏胸肉、レバーなど
	イソロイシン	カツオ、アジ、鶏胸肉、鶏卵、牛乳、チーズなど
	ロイシン	マグロ、カツオ、鶏胸肉、鶏卵、レバー、納豆など
	メチオニン	マグロ、豚ロース、ホウレンソウ、にんにくなど
	リジン（リシン）	カツオ、サバ、アジなど（穀物には少ない）
	トリプトファン	カツオ、レバー、鶏卵、チーズ、バナナ、豆類など
	トレオニン	マグロ、鶏胸肉、豚ロース、豆類など
	ヒスチジン	カツオ、マグロ、イワシ、牛乳、鶏胸肉など
	フェニルアラニン	レバー、マグロ、鶏胸肉、豆類など
非必須アミノ酸（体でつくられる）	アルギニン※1	エビ、サザエ、マグロ、カツオ、鶏胸肉、豆類など
	グルタミン※2	グルタミン酸とアンモニアからつくられる
	グルタミン酸	小麦、大豆などの豆類
	アラニン	肉類、魚類、乳製品、豆類などの多くのタンパク質
	アスパラギン	アスパラガスなどの植物、肉類、豆類など
	アスパラギン酸	アスパラガスなどの植物、肉類、豆類など
	システイン	肉類、魚類、乳製品、豆類などの多くのタンパク質
	プロリン	肉類、魚類、乳製品、豆類などの多くのタンパク質
	グリシン	エビ、ウニ、豚ひき肉など（コラーゲンに多く含まれる）
	セリン	肉類、魚類、乳製品、豆類などの多くのタンパク質
	チロシン	肉類、魚類、乳製品、豆類などの多くのタンパク質

37 脳に「ルーティン」を記憶させ疲労を防ぐ

ここまでは、いずれも運動後の疲労回復の話ですが、これらのことは、なにも運動後だけに有効なのではありません。これらのことからヒントを得て、日頃から、疲れにくい身体づくりをすれば、疲労は蓄積されません。とはいっても、健康ならばいいと健康だけを気にして生きるわけにはいきません。

ですから、ちょっとしたことでいいので、そういう努力をしてみましょうということです。

そこで、第1章で述べた「疲労回復のためにすぐできること」を思い出してください。そこでは、たとえば「1人になる時間をつくる」「机の上を整理、掃除する」「デジタルデトックスをする」「コーヒーを飲む」「チョコレートを食べる」などを挙げました。そして、コラム1では「マインドフルネス」と「アクティブレスト」を挙げました。

こうしたことを、義務的にではなく、習慣としてやるようにすることが大切です。毎日、同じようなことを繰り返すのです。決まりきったことを、決まりきった手順で行うのです。

これを「ルーティン」と呼んでいますが、**アスリートほど、ルーティンを大切にしている人たちはいません。**

たとえば、イチロー選手は、ネクストバッターズサークルからバッターボックスに入り、静止して構えるまでに、毎回、同じような動作を繰り返します。「バットをぐるぐる回す」「ユニフォームの袖をつまむ」「バットを目の前に立てる」など、見ただけでこれがイチローという動作が、ルーティンです。

ラグビー元日本代表のキッカー五郎丸選手のルーティンは、ワールドカップ以後、すっかり有名になりました。あのペナルティ・ゴール前に拝むように手を合わせ、前かがみになってから蹴るルーティンは彼以外はやりません。このルーティンを確立して以来、キックの好不調の波がなくなったと言います。

〝人類最速の男〟ウサイン・ボルト選手のルーティンも有名です。レース直前は人差し指を口元にあて、神に祈る十字架のポーズをします。そして、レース後は、あの弓を引くようなポーズをします。

アスリートたちは、こうすることで、精神を落ち着かせ、身体をベストの状態にもっていくのです。

ルーティンがなぜ大切かというと、**それを脳が記憶することで、次にそうしたときに、脳の作用で身体が反応する**からです。そうして、アスリートは最高のパフォーマンスをすることができるようになります。また、疲労回復においても、ルーティンをすることで脳が反応して回復を早めます。ですので、ちょっとしたこと、「机の上を整理する」「コーヒーを飲む」などということも大切なのです。

たとえば、朝起きたら顔を洗うだけでも、ルーティンとなれば、その度に脳がリセットされ、「さあ今日も元気に頑張ろう」となるわけです。

一般のビジネスマンの方の疲労は、身体的疲労より精神的疲労の方が多いはずです。とすれば、ルーティンは大切です。

また、たとえば子育て中の主婦の方の場合、子育て疲れをとるのも、ルーティンが有効です。子育ての合間に、ちょっとしたストレッチをするとか、趣味の手芸をするなどをルーティンにすることで、驚くほど疲れがとれるのです。

第6章

スポーツドリンクとサプリメント

38 サプリはあくまで補助的なもの

疲労回復のサポートをしてくれるとされるのが、スポーツドリンクや各種のサプリメント（サプリ）です。では、スポーツドリンクやサプリは本当に疲労回復に役立つのでしょうか？

スポーツドリンクは、主にスポーツ中、スポーツ後に水分の補給と栄養分の補給をするために飲みます。現在、いろいろなドリンクが発売されていますが、混乱はきたしていません。ドリンクはドリンクだからです。

ただ、サプリの方は、ひと口にサプリと言っても、さまざまなものがあって、どこからどこまでをサプリと言っていいのか混乱をきたしています。たとえば、ビタミンやミネラル、アミノ酸などの栄養補給を目的とするもの、ハーブなどの薬効成分が含まれているもの、さらにダイエット食品、栄養食品なども広義のサプリメントと言え

■サプリメントの効果

- 科学的に有用なデータはない＝保険適用外
- 薬ではなく食品であるため、確かな効果があるとは限らない
- 食品であるため、メーカーは健康効果があるとはうたえない
- 効果が表れる人もいるが、個人差が大きい

結論

**飲んでいれば健康になるという保証はないため、
効果を実感できなければ無理に服用しなくてもいい**

るからです。そこで、ここではアミノ酸などを含む「栄養ドリンク」、各種の「ビタミン剤」をサプリとし、それ以外のものは、サプリと呼ばないことにします。

たとえば、「青汁」「グルコサミン酸」「ヒアルロン酸」「コンドロイチン」などの「栄養食品」もサプリとしてしまうと、説明がややこしくなって、誤解を招いてしまうからです。

というわけで、その効果はどうか？　ということになりますが、**医学的に見て、サプリの効果というのはほとんどないと思っていい**でしょう。さまざまな効能が宣伝されていますが、まあ、そういうも

のと思って服用すればいいというだけです。

とくに、ここではサプリから除外した健康食品は、健康を害さないという意味での健康食品であって、いくら服用したからといって健康になれるものではありません。まあ、それなりには身体にいいかもしれないといったぐらいの話です。このことは、後述します。

ところで、サプリと言えば、アメリカ人ほどサプリが好きな人々はいません。アメリカの街にはサプリ専門店が必ずあり、スーパーにもサプリのコーナーがあり、その種類も品数も豊富です。しかし、このようなサプリ大国のアメリカで、サプリは健康効果を高めないという研究結果が出て、大きな話題になったことがあります。

２０１３年12月、ジョンズ・ホプキンス大学の教授らが医学誌に発表した論文の主旨は、次のように衝撃的なものでした。

「ビタミンやミネラルなどのサプリには健康効果がなく、十分な栄養をとっている人にはむしろ害になる可能性がある」「がん、心臓血管疾患、心筋梗塞、認知症など、そのいずれに対してもビタミン、ミネラルなどのサプリメントの効果はなかった」

また、過去の研究から、最近では、サプリが肺がんリスクを高める可能性や、ビタミンEや高用量のビタミンAの摂取が死亡率を高める可能性なども指摘されています。なんと、**効果よりリスクの方が高い**のです。

というわけで、**サプリはあくまで補助的なものと思って摂取するようにすべき**です。スポーツドリンクと違って、疲労回復、健康増進は期待できないのです。

39

スポーツドリンクで疲労回復ができるのか？

結論から言うと、スポーツドリンクは、その効果が期待できます。スポーツドリンクには、大量に失われた水分や、疲労を素早く回復させるための成分が濃縮されているからです。よって、たとえば、発汗をともなう運動を1時間した後、500ミリリットルボトル1本を飲むというのが、好ましい飲み方です。

スポーツドリンクに含まれている成分、たとえばアミノ酸などは、血中の成長ホルモンの分泌を促進し、疲労回復に役立ちます。グリコーゲンの生成にも役立ちます。ただし、スポーツドリンクよりも、たとえばオレンジジュースの方が効果がありま す。オレンジジュースには「果糖＋クエン酸」が含まれていて、クエン酸はグリコーゲンの合成を促進させるからです。

要するに、**スポーツドリンクは天然のフルーツジュースよりは優れものではありま**

せん。

とはいえ、スポーツドリンクを飲んだ方がいいというケースがあります。たとえば、真夏時に運動して、大量に発汗した後は、水をガブ飲みするよりは、スポーツドリンクを飲んだ方がいいのです。熱中症対策には、ただの水よりスポーツドリンクの方がいいのです。

というのは、発汗によって水分とともに塩分が大量に失われているからです。大量の塩分が失われているにもかかわらず、塩分のない水だけを大量に摂取すると、体液のバランスが崩れてしまい、吐き気がしたり、頭痛が起こることもあります。

逆に、スポーツドリンクを飲みすぎると危険なことがあります。たいていのスポーツドリンクには、大量の糖分と、人工甘味料が含まれているからです。

スポーツドリンクには平均してスティックシュガー10本分の糖分が含まれています。糖分のとりすぎは、肥満、成人病の原因になります。とくに、子どもに飲ませるときは注意が必要です。

人工甘味料については、その有毒性が指摘されています。たとえば、**合成アミノ酸であるグルタミン酸ナトリウムには興奮毒性があること**、アスパルテームという成分には、てんかんうつ病などのリスクが指摘されています。

心配な方は、ラベルをよく読むことです。たいていのスポーツドリンクには、人工甘味料の1つである**「スクラロース」**が含まれています。このスクラロースは、砂糖の約600倍もの甘味があるとされ、肥満リスクは避けられません。また、動物実験から「成長の遅れ」「赤血球の減少」「甲状腺の障害」などが指摘されています。スクラロースは、一般の清涼飲料水、お菓子、ガム、などにも多く含まれているので、私たちはほぼ毎日、大量のスクラロースを摂取していることになります。そのうえスポーツドリンクでも摂取するとなると、考えものです。

そこで、スポーツドリンクを飲むときは、「鉄則」があります。それは、その言葉どおり、**スポーツをしているときとその後のクールダウンのときにだけ飲む**ということです。

40 栄養ドリンク、エナジードリンクの効果は？

「栄養ドリンク」「エナジードリンク」と呼ばれる、疲労回復に役立つとされるドリンクがあります。これらは、ドリンクはドリンクでも、疲労回復効果が医学的に証明されているとは言い難いものです。

これらのドリンクの中に含まれるカフェインの覚醒作用やアルコールの気分高揚作用によって、私たちは**一時的に「疲労感」を紛らわしているだけ**なのです。つまり、実際には疲労は蓄積されていることになります。

もちろん、飲むことで、脳内で疲労を感じなくなるという効果はあります。それを、実際の疲労回復に結びつけるかどうかはあなた次第ということになります。

眠気覚ましや集中力のアップのために、これらのドリンクを飲んだ場合、カフェインの覚醒作用が3〜5時間ほど持続しますが、とりすぎると耐性ができてしまいます。そのため、また飲むなどということがありますが、これはいただけません。

世界保健機関（WHO）の推奨するカフェインの1日の摂取量の基準は、300ミリグラムです。飲むなら、これを基準にするべきです。

栄養ドリンクやエナジードリンクを飲まなくとも、玉露のような濃いお茶、ウーロン茶などでも、カフェインに関しては、効果のほどはほぼ同じです。お茶を飲むなら麦茶やほうじ茶がいいでしょう。

なお、栄養ドリンクやエナジードリンクと呼ばれる飲み物は、大きく「医薬品」「医薬部外品」「清涼飲料水」の3つに分類することができ、それぞれ配合できる成分や量が違います。それにともない、効果や値段が変わります。ですので、商品表示をよく見ることです。

41 ビタミンは食べ物からの摂取が基本

ビタミン剤サプリについて述べます。

これもまた、**単独に摂取するだけでは、疲労回復効果は期待できません。**そもそも、人間のビタミンは13種類と限られていて、体内でつくることができないため、食物などからとり入れなければなりません。

現在では、人工的につくることができるものもありますが、あくまで、食物に含まれているビタミンを飲食によって摂取することが基本だからです。

では、ビタミンが不足するとどうなるのでしょうか?

ビタミンは、体内でのさまざまな化学反応を円滑にするための栄養物質と考えられます。そのため、不足すると、化学反応がうまくいかなくなり、体に必要な物質がつくられなくなります。その結果、体調を崩したり、病気を発症したりします。もちろん、疲労もとれません。これを、いわゆる「ビタミン欠乏症」と呼んでいますが、それぞれのビタミンには特有の欠乏症があります。

たとえば、ビタミンB1が欠乏すると脚気《かっけ》になります。ビタミンCが不足すると、壊血病、皮下出血、骨形成不全、貧血になるおそれがあります。

しかし、ビタミン剤サプリで、この欠乏を常時補うというのは、どんな医者も推奨しません。なぜなら、**過剰に摂取すると、副作用が起こる**からです。たとえば、ビタミンCを過剰摂取すると、吐き気、下痢、腹痛を起こします。ビタミンAの場合は、下痢や肝機能障害、倦怠感、皮膚障害などを起こすことがあります。また、ビタミンEの過剰摂取は、骨の中がスカスカになる骨粗鬆症《こつそしょうしょう》のリスクが高まります。

つまり、ビタミン剤サプリをたくさん飲めばいいというものではないのです。

日本人のビタミンCの1日の摂取量の平均は、「平成27年国民健康・栄養調査」によると98ミリグラムとなっています。これは、普通の食生活をしているなら十分に摂取できる量ですから、**偏った食生活をしない限り、サプリは必要ない**のです。

以下、疲労に関係するビタミンをまとめておきます。

【ビタミンB1】

糖質をエネルギーに変えるはたらきを持っています。筋肉や神経の疲れを和らげるはたらきもあります。不足すると、エネルギーがつくられなくなるため、疲労回復が遅れます。

【ビタミンB2】

こちらは主に脂質をエネルギーに変えるはたらきを持っています。ビタミンB1と同じく、不足すると、エネルギーがつくられなくなるため、疲労を感じたり、疲れがとれにくくなったりします。

【ビタミンB6】

タンパク質からつくられるアミノ酸をエネルギーに変えるはたらきを持っています。また、中枢神経のはたらきを正常に保つ作用があります。したがって、不足すると、食欲不振や貧血などの症状が表れます。

【ビタミンC】

ビタミンCの最大のはたらきは、活性酸素を捕捉し、無害化する「抗酸化作用」です。したがって、不足すると免疫力が低下して、病気を発症しやすくなります。疲労感がいつまでもとれません。

【ビタミンE】

細胞の酸化を防ぐはたらきを持っています。血液の流れを良くし、たまった疲労物質を運び去るのを助けるはたらきもしています。

42 ブームの健康食品はほぼ効果なし

最後に、現在、日本で売られている健康食品について触れておきましょう。

ここのところ、異常なまでの健康ブームで、「健康食品」が売れに売れています。「青汁」「コラーゲン」「グルコサミン」「コンドロイチン」などの名前を、メディアで聞かない日はありません。

調査・マーケティングサービス会社「インテージ」の『健康食品・サプリメント＋ヘルスケアフーズ 市場実態把握レポート2017年度版』によれば、2017年の健康食品・サプリメント市場規模（推計）は1兆5624億円と巨大です。そして、その利用者数はなんと5644万人で、1人当たりの年間平均購入金額は2万7665円となっています。なんと、日本人の2人に1人が、年間平均2万8000円も健康食品を購入しているのです。

しかし、**最近ブームの健康食品は、ほぼ疲労回復、健康維持に効果はありません。**それだけをいくら摂取しても、単に健康を害さないだけで、期待する効果はないと言っても過言ではありません。

たとえば、膝の痛み、腰の痛みに「効果がある」とうたっている、ある健康食品は、たまたまそうなった人がいるだけで、その成分と膝や腰の痛みとの関係は証明されていません。

いまや青汁はいろいろなメーカーから何種類も出ていますが、あるメーカーの青汁は、消費者センターに何件かの苦情が寄せられています。

それなのに、なぜ、健康食品ブームが続いているかと言うと、1つは人々が宣伝を簡単に信じてしまうことが原因ですが、もう1つは、2015年春に、「機能性表示食品」制度が始まったからです。

この制度では、メーカーは単に文書で効果、効能を示し、届け出ただけで、その健康効果をパッケージに表示できます。しかも、販売許可はすぐ下りるのです。

これまでの健康食品で代表的なものは「特定保健用食品（トクホ）」です。このトクホは、その食品の有効性や安全性をテストして国に提示する必要があります。そのため、メーカーは臨床試験に多額の資金を投じて開発し、国に申請します。これを受けて国は審査を行って販売許可を下すのですが、それまでに2年ほどかかります。

しかし、機能性表示食品は、業者が販売の60日前までに、科学的根拠を示す論文などを添えて消費者庁に届け出れば、国の審査なしに、その「機能＝効果」を表示できます。トクホなどよりずっとハードルが低いのです。

そのため、続々と新製品が出たわけです。大手メーカーから中小メーカーまで、この分野にどっと参入して、２０１８年1月現在で、１２００を超える健康食品が販売されています。

したがって、**健康食品というのは、信じるか信じないかだけの「自己責任の世界」**であると思ってください。

コラム3

受け身健康法のススメ

無理をすると必ず疲労は蓄積する

この最後のコラムでは、疲労回復というより、いかに健康で暮らせるか、そのためにはなにをすればいいのかという観点で、私の考えを述べてみます。

まず言いたいのが、最近は、高齢社会になったせいもあるのでしょうが、健康ブームが異常だということです。テレビでは毎日のように健康番組が流され、新聞や雑誌でもことあるごとに特集され、健康本が本屋に溢《あふ》れています。

これらの健康ブームの根底には、健康が第一という考え方があります。これはこれでいいのです。「カラダが資本」というのは、そのとおりだからです。

しかし、ブームにあおられて、なにをするにも「健康のため」が第一になり、人々が「カラダにいい」ことばかりを気にかけるようになっているのは行きすぎです。つまり、健康そのものが目的になってしまっているのです。

とくに高齢者の場合、ただ健康でありたいためにだけ、たとえば食事で塩分や炭水化物を控えたり、運動のためにジムに通ったり、毎日欠かさずウォーキングをしたりしています。若者から中高年にいたるまで、常に健康管理に気を遣い、「カラダにいい」ことを求め続けています。つまり、健康に生きることがすべてに優先する目的になってしまっているのです。

しかし、よく考えてみてください。**健康は目的ではなく手段**です。健康でなければ、仕事人間、なにかをするためには、健康でなければなりません。健康でなければ、仕事も頑張れませんし、趣味も楽しめません。なにより、食事をおいしく食べられません。

つまり、健康は人生でなにかをするための手段であり、それだけを目的にするのは間違っています。とくに歳をとると、「丈夫で長生き」が目標という方が多くなり、毎日、欠かさず健康を心がけて運動をしたり、食材に気を遣った食事をしたりしています。

しかし、こういう、何事にも一生懸命とり組むかたの方がなぜか健康を害することが多く、早死にしてしまうのです。

心も体もストレスフリーの状態にする

そこで、私が言いたいのは、**疲労回復を常にしなければならないほど、無理をしてはいけない**ということです。もちろん、仕事をすれば疲れます。毎日、残業を続ければ疲れはたまります。そうして、どこかで疲労を清算しないでいると、結局は身体を壊してしまいます。

ということは、なるべく無理をしない。そういう生き方ができてこそ、ベターであるということです。

健康を目的にすると、じつはこれができなくなります。考えてもみてください。運動をするのが単に健康のためというのはおかしくないでしょうか?

健康のためにだけ、無理をして運動をするなど滑稽です。もちろん、適度な運動は必要です。疲労回復をする際に、適度な運動をしながら行うという「アクティブレスト」を紹介しましたが、これが基本です。**ただ休むのではなく、アクティブに休むと**いうことです。

とはいえ、過度な運動は疲労をため込むだけです。病気と健康は背中合わせで、相対関係にあります。ですから、疲れをため込むと必ず病気になります。老化が早まります。

したがって、健康であるための第一は、疲れないようにすること。疲労をためないようにすることなのです。疲労をストレスと言い換えてもかまいません。心も体もストレスフリーの状態にすることが、いちばんなのです。

〝しのいでいく〟＝受け身が大事

私は30代後半のときに、健康法の本を2冊書いています。そのうちの1冊は『ぐうたら健康法のすすめ』（山手書房、１９８４）というもので、そこでは**「受け身健康法」**というものを提唱しています。

「受け身健康法」と言うと聞こえはいいでしょうが、はっきり言うと、「ぐうたらに生きるのが健康にはいちばんいい」ということです。ここで言うぐうたらとは、怠けるということではありません。無理せず、自然体に生きようということです。

健康のためにと、過度な努力をする必要はありません。そんなことをするくらいなら、単によく寝て、よく休めばいいということです。身も蓋もない結論ですが、これは事実です。医者は風邪で来院した患者さんに、「ぐっすり寝て、よく休んでくださ い」と言いますが、これがすべてです。ただし、休むにも寝るにも、正しいやり方があります。このことは、本文で詳しく紹介してきました。

それではなぜ、私は、「受け身健康法」を提唱したのでしょうか?

それは当時、新日本プロレスリング・コミッションドクターをし、母校の慈恵医大の相撲部の監督もしていたので、スポーツ医学の分野から健康管理に関して考えることが多かったからです。

スポーツ選手にもっとも必要なのは、いかに疲労をため込まないかであり、疲労したらその疲労からいかに早く回復するかです。となると、スポーツ選手が置かれているような過酷な環境では、**〝しのいでいく〟ことが重要**になります。すなわち、受け身が重要なのです。

これは、一般の人間でも同じです。現代のようなすぐに健康を損ないやすい、ストレスフルな環境では、健康は受け身によって維持すべきなのです。マスコミがとり上げるような「身体にいいこと」ばかりをやっていると、かえって健康を損ないます。

闘牛士の「生き方」に学べ

前記した本でも書きましたが、健康を維持するコツは、闘牛にたとえてみるとわかりやすいと思います。

闘牛場では、闘牛士と牛が戦います。戦いですから、一瞬の隙も許されません。しかも、闘牛場は閉ざされた空間ですから、逃げるわけにはいきません。ところが、一流の闘牛士になると、自らは牛に仕掛けず、牛が仕掛けてきたときはうまくかわしています。そして、「ここぞ」というときだけ逆襲して、牛を仕留めています。

つまり、闘牛士は常に戦っているわけではありません。なかには、牛にそっぽを向いて監視員と談笑していたりする闘牛士もいます。

この闘牛士のような「生き方」がベストだと、私は思います。牛が病気だとしたら、それを巧みにかわして、それ以外のときはリラックスして生きる。このときに、過度な運動やトレーニングなどやってはいけないのです。疲労したらその都度回復させ、疲労をため込まずにしていればいいのです。常に、健康、健康と身構えている必要はありません。

身体を動かしてもいいが鍛えてはいけない

健康の反対が病気です。前記したように、多くの場合、疲労、ストレスをため込むと、病気になります。病気はその隙を突いてくるからです。だからそれをかわす受け身術が必要なのですが、それ以前に、できる限りストレスフリーな状態を維持して、病気につけ込まれる隙を与えてはいけないのです。

人間は25歳をピークに体力も免疫力も落ちていきます。エイジング（老化）のプロセスが始まります。これは、そのように遺伝子に組み込まれているので、いまのところ、逆らうことはできません。

とすれば、この流れに棹《さお》さして、ただ健康のため、長生きのために身体を鍛えてはいけないのです。アスリートは別として、一般の人間がアスリート並みに身体を鍛える必要はありません。

もちろん、その年齢なりに、身体を動かすことは必要です。しかし、鍛えてはいけません。**年相応に適度に動いていればいい**のです。**若いときは若いときなりに、中年になったら中年なりに適度な運動をしていればいい**のです。

市民マラソンに参加して、少しでも速く走る、つまり、タイムを出そうなどというのは、自ら健康を損ねているようなものです。

そしていまあなたがすべきことは、疲れたなと思ったら、よく休みよく寝ることです。効果的な休み方、睡眠のとり方に関しては、本書内に詳述しました。それを読み返して、あなたなりの疲労回復法を見出してください。

おわりに

疲労回復の方法は、本文で紹介したもののほかに、まだまだ数多くあります。それをさらに、一つひとつとり上げていくときりがありません。

しかし、基本的な考え方と、代表的な方法に関しては、本文でほぼ網羅したと思います。「プロローグ」でも述べましたが、万人に共通する疲労回復法というものはありえません。同じ方法を行っても、人によって効果が違うからです。もちろん、年齢によっても違います。

たとえば、入浴は疲労回復には大きな効果がありますが、血流をよくするために本当に効果があるのは、本文で述べたように、アスリートたちがしているように、ゆったりと湯に浸かるよりも、冷たい水と熱いお湯を交互に浴びることです。

しかし、高齢者がこれをやると心臓に負担がかかります。また、アクティブレストにしてもマインドフルネスにしても、高齢者がやる必要はありません。十分な休息と睡眠をとればいいだけです。歩きすぎて筋肉疲労がきつかったら、ここで紹介した方法より、単にマッサージした方が効果がある場合があります。

そこで、本書のまとめとして**疲労回復の3原則というものを紹介します**ので、それに沿って、ご自身の生活リズムに合わせて疲労回復をはかるべきです。この3原則は、万人、全世代共通です。

それは、**「休養・食事・運動」**です。要するに、休んで栄養をとって身体をほぐすということです。

私は医療コンサルタント、医師紹介業も行っているので、高齢者の方々の施設にもよく行きます。そんなとき、高齢者の方には、**「六、八、十の法則」**というものをとくに勧めています。これは、高齢者に限らず、人間、30歳をすぎたら、心がけてみるといいでしょう。疲労は驚くほど早く回復し、毎日が快適に過ごせます。

「六」……「六」というのは、「運動六分」のことです。中高年の場合、運動は必要ですが、やりすぎは禁物。とくに学生時代にスポーツをやっていた人は、年相応にスポーツ量を減らしていかないと、身体を壊します。ではどのくらいがいいかというと、ピーク時の六分の量がベストです。余力を残して、スポーツを終えることが大切。昔とった杵柄《きねづか》は忘れることです。

「八」……「八」というのは、「腹八分」のことです。食べ物にこだわったり、栄養食品を摂取したりするより、単に食べすぎないことがいちばん大事です。健康で生き生き暮らしている人に、大食いの人はいません。「腹八分」は、全世代に共通する鉄則と言えます。

「十」……「十」というのは「睡眠は十分に」という意味です。歳をとると何時に寝ても早く目が覚めるものです。私の場合は、いつも午前6時には目が覚めます。寝るのにも体力がいるので、体力が落ちると睡眠は自然に短くなります。しかし、健康な人はじつによく寝ています。別に夜長く寝る必要はありません。昼寝してもかまいません。1日トータルで十分な睡眠をとることが大切です。

以上がもっともシンプルな健康法であり、また、疲労からの回復法でもあります。

本書を執筆するに際しては、多くの方の協力を得ました。とくに名前は記しませんが、最後に感謝の意を述べさせてください。さらに、いつも私を支えてくれる私の家族に感謝します。そして、読者のみなさんの健康を祈って、筆をおきたいと思います。

2018年8月　富家孝

彩図社好評既刊本

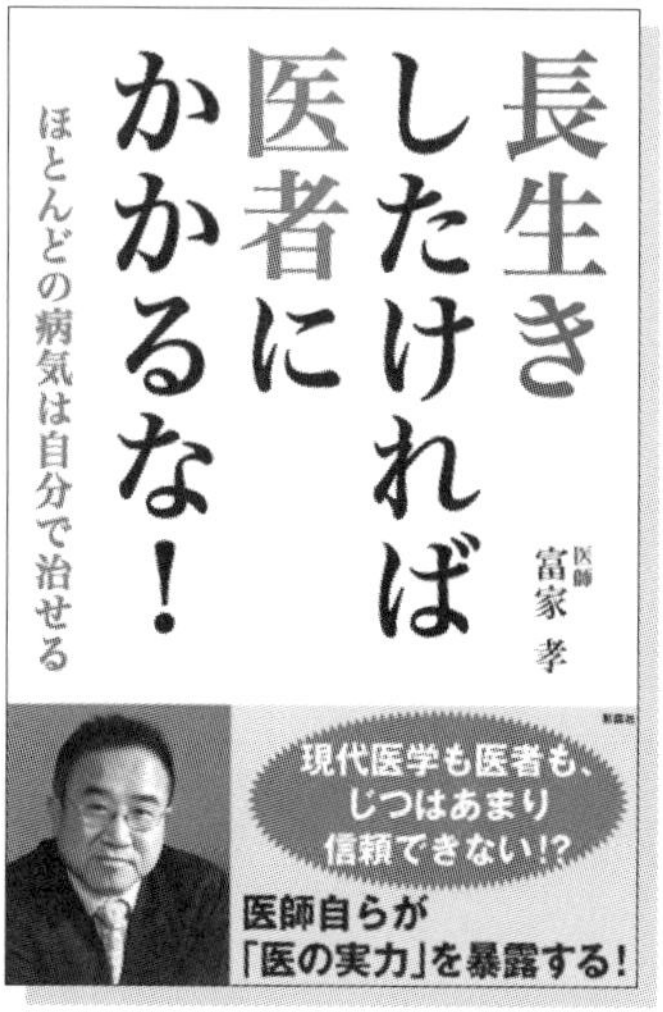

長生きしたければ医者にかかるな！

富家 孝 著

体調になんらかの異変があるとすぐに医者に頼り、薬を呑む日本人。だが本当にそれで健康を手に入れ、長生きすることができるのだろうか？ 医療は何ができて、何ができないのか？ 医師自らが、「医の実力」を暴露。本書を読めば医者とのかかわり方がよく分かる！

ISBN978-4-8013-0021-7　46判　本体1200円＋税

富家孝（ふけ・たかし）

1947年生まれ。1972年東京慈恵会医科大学卒業。病院経営、日本女子体育大学助教授、早稲田大学講師、青山学院大学講師を歴任。現在、医師紹介業「ラ・クイリマ」代表取締役。専門は医療社会学、生命科学、スポーツ医学。格闘技通として知られ、慈恵医大相撲部総監督（六段）、㈶「体協」公認スポーツドクター、新日本プロレス・ドクターを長年務める。

主な著書に、『医者しか知らない危険な話』（文春文庫）、『病気と闘うな医者と闘え』（光文社）などがあり、65 冊以上の著作を上梓している。近著に、『不要なクスリ 無用な手術 医療費の８割は無駄である』（講談社現代新書）、『ブラック病院』（イースト・プレス）、『手術するがん、しないがん』（彩図社）がある。

本文イラスト：宮崎絵美子

トップアスリートが実践している

最強の回復法

2018年10月23日第１刷

著者　富家孝

執筆協力　山田順

発行人　山田有司

発行所　株式会社　彩図社《さいずしゃ》

〒170-0005

東京都豊島区南大塚3-24-4　ＭＴビル

TEL 03-5985-8213　FAX 03-5985-8224

URL：http://www.saiz.co.jp

Twitter：https://twitter.com/saiz_sha

印刷所　シナノ印刷株式会社

ISBN978-4-8013-0329-4 C0075